V. DAGUENET

MANUEL

D'OPHTHALMOSCOPIE

DIAGNOSTIC

DES MALADIES PROFONDES DE L'ŒIL

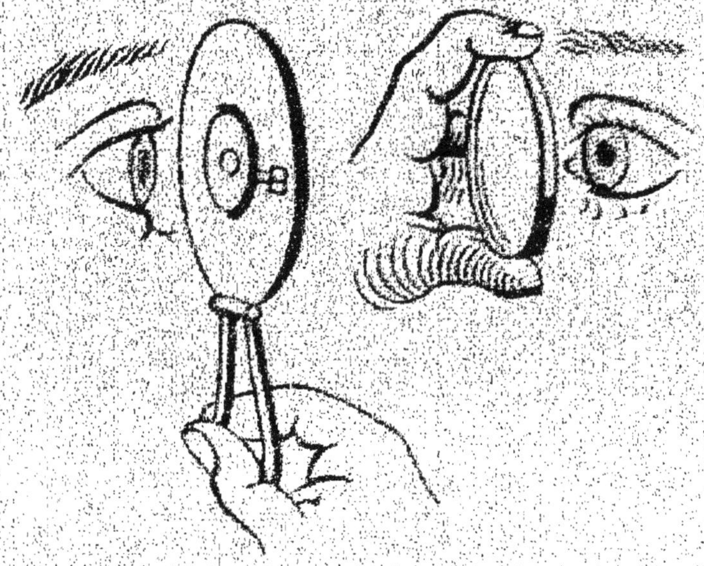

PARIS

G. MASSON ÉDITEUR

MANUEL

D'OPHTHALMOSCOPIE

DIAGNOSTIC

DES MALADIES PROFONDES DE L'ŒIL

PAR

M. le Dr V. DAGUENET

Médecin major de l'armée
Lauréat du concours pour le Val-de-Grâce (1861)
Ancien chef de clinique ophthalmologique

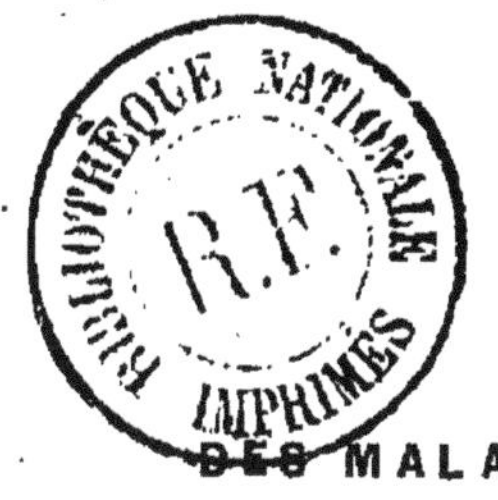

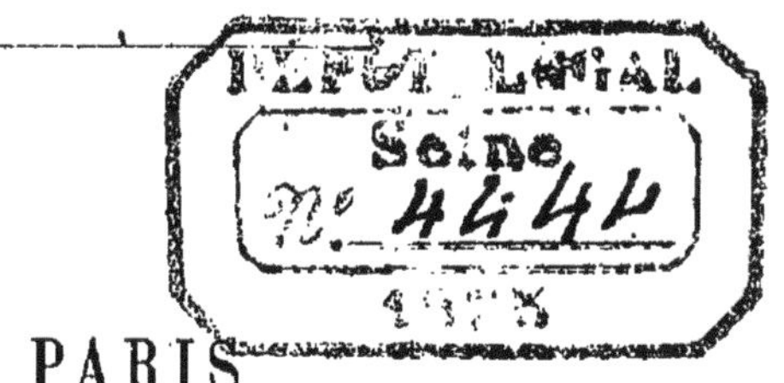

PARIS

G. MASSON, ÉDITEUR

LIBRAIRE DE L'ACADÉMIE DE MÉDECINE

PLACE DE L'ÉCOLE-DE-MÉDECINE

1875

PRÉFACE

Je dédie ce petit livre aux étudiants et à ceux qui débutent dans l'étude des maladies ophthalmoscopiques. Il est le résumé de leçons que j'ai professées pendant plusieurs années, à la clinique de mon savant maître et ami M. le professeur Galezowski, à qui je témoigne ici toute ma reconnaissance.

Mon but a été de condenser dans un petit nombre de pages tout ce qu'il est nécessaire de connaître pour étudier avec fruit les maladies du fond de l'œil.

Je me suis également efforcé de mettre en relief toute la valeur des symptômes fonctionnels, car ils permettent souvent à eux seuls de faire un diagnostic de probabilité que l'ophthalmoscope n'a plus qu'à confirmer. Ils constituent ainsi un excellent guide que l'on a peut-être trop de tendance à méconnaître ou à négliger.

Le plan très-restreint de cet ouvrage ne m'a pas permis d'y joindre de dessins ophthalmoscopiques, si utiles cependant à consulter. Je renvoie pour cela le lecteur à l'excellent atlas de M. le professeur Perrin, mon sympathique maître du Val-de-Grâce. C'est à cet atlas qu'ont été empruntées les quelques pages d'échelle typographique qui terminent ce volume.

Dᵣ Daguenet.

MANUEL

D'OPHTHALMOSCOPIE

I^{RE} PARTIE

OPHTHALMOSCOPIE

CHAPITRE I

L'ophthalmoscope, inventé par Helmholtz en 1851, est un instrument destiné à éclairer le fond de l'œil et à nous en faire voir l'image. Il se compose essentiellement de deux parties : 1° un miroir concave percé d'un petit orifice central ; 2° une forte lentille bi-convexe de deux pouces et demi à trois pouces de foyer.

On peut éclairer l'œil avec chacune de ces parties prise isolément ou avec les deux réunies. On pratique l'éclairage dit oblique ou latéral, quand on se sert de la lentille seule, et l'éclairage ophthalmoscopique proprement dit, quand on fait usage soit du miroir seul, soit du miroir associé à la lentille.

ARTICLE I

DE L'ÉCLAIRAGE OBLIQUE OU LATÉRAL

Ce mode d'éclairage ne rentre pas dans l'ophthalmoscopie proprement dite, car il est exclusivement réservé à l'hémisphère antérieur de l'œil. Il nous permet d'examiner : 1° la cornée; 2° la chambre antérieure ; 5° l'iris et l'orifice pupillaire ; 4° le cristallin ; 5° les parties les plus antérieures du corps vitré.

Pour le pratiquer, il faut être dans une chambre noire et avoir à sa disposition une lampe que l'on place sur les côtés du malade, à la hauteur de ses yeux et à une distance de 20 à 25 centimètres environ. Au moyen de la lentille bi-convexe, on concentre alors sur l'hémisphère antérieur de l'œil, le sommet du cône lumineux, fourni par les rayons émanés de la lampe ; puis, grâce à de légers déplacements de la lentille, on le promène sur toute l'étendue de la cornée et sur le cristallin, que l'on éclaire ainsi d'une vive lumière.

L'observateur aperçoit alors les plus fines altérations de ces milieux transparents. Pour rendre l'exploration plus sensible et obtenir de plus grandes images, il peut se servir soit de la loupe Brüke, soit d'une seconde lentille bi-convexe employée comme loupe ordinaire.

ARTICLE II

ÉCLAIRAGE OPHTHALMOSCOPIQUE. — THÉORIE RÉSUMÉE DE L'OPHTHALMOSCOPE

Si on ne voit rien du fond de l'œil, dans les conditions ordinaires, cela tient surtout à ce qu'il est trop peu éclairé. Pour le voir il faut : 1° projeter de la lumière dans son intérieur; 2° se mettre sur le chemin des rayons lumineux qui en sortent, sans pour cela intercepter ceux qui y entrent.

Pour remplir ces conditions, on se sert d'un miroir concave, percé d'un petit orifice central, derrière lequel l'œil peut s'adapter, sans gêner l'éclairage. Ce miroir envoie dans l'œil des rayons convergents qui se réunissent bien en avant de la rétine, s'entre-croisent, continuent leur marche en divergeant et forment un cercle de diffusion qui éclaire une grande partie du fond de l'œil.

Si on se servait d'un miroir plan, celui-ci réfléchirait dans l'œil non plus des rayons convergents, mais des rayons parallèles qui se réuniraient sur la rétine, pour y dessiner une image renversée de la source lumineuse, image très-éclairée, mais trop petite pour servir en pratique. Cet éclairage par projection d'images lumineuses est une condition défavorable.

Lorsqu'on fait usage du miroir associé à la lentille, les conditions de l'éclairage de l'œil varient. Si celle-ci est tenue à une distance de l'œil un peu supérieure à sa distance focale, elle réunit à son foyer ou plus exactement en avant de son foyer, les rayons déjà convergents que lui envoie le miroir. Ces rayons réunis s'entre-croisent et entrent dans l'œil avec une divergence tellement forte que, ne pouvant pas être réunis sur la rétine, ils l'éclairent d'un vaste cercle de diffusion.

Le fond de l'œil, une fois éclairé avec le miroir, apparaît avec une belle coloration rouge, franchement éclatante. Il peut être envisagé comme une véritable source lumineuse qui rayonne en tous sens.

Mais pourquoi n'a-t-on encore qu'une image confuse? Pourquoi ne voit-on distinctement ni la papille, ni les vaisseaux rétiniens, ni aucun détail du fond de l'œil?

C'est parce qu'au-devant de la rétine, il y a les milieux réfringents de l'œil, qui réfractent d'une façon fort différente les rayons lumineux émanés de la rétine, selon que celle-ci est exactement au foyer de la lentille oculaire (œil emmétrope); ou au delà (œil myope); ou en deçà (œil hypermétrope).

Cette marche des rayons lumineux est le point le plus important à bien comprendre. La théorie des lentilles va nous servir à l'expliquer. Nous supposons ici l'œil ayant son accommodation au repos.

Œil emmétrope. — On sait qu'une lentille biconvexe réunit à son foyer principal les rayons lumineux qui lui viennent de l'infini, ou d'assez loin pour pouvoir être considérés comme parallèles. Voilà pourquoi, dans ces conditions, les objets extérieurs viennent se peindre sur la rétine et y dessinent une image petite, réelle et renversée de leur propre figure.

Inversement, si la source lumineuse est au foyer principal de la lentille, les rayons qui la traversent en sortent parallèles et l'image réelle, renversée et infiniment agrandie de la source lumineuse va se faire à l'infini.

Pour construire une figure qui retrace cette marche de la lumière, on tire de l'extrémité de l'objet les axes optiques secondaires AOA', BOB', passant par le centre optique de l'œil (fig. 1).

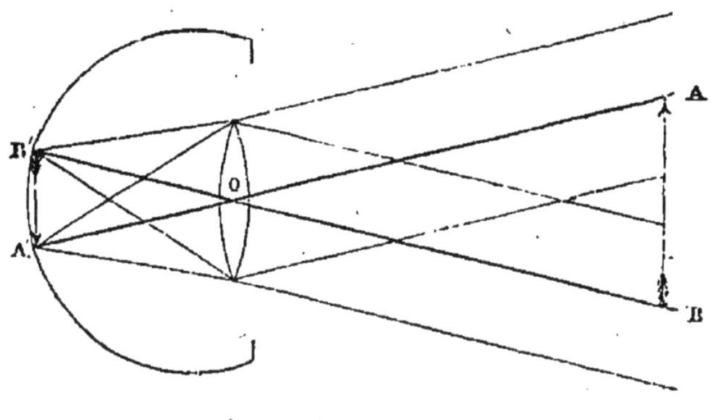

Fig.1.

C'est par rapport à ces axes que les rayons sont dits parallèles, convergents ou divergents. Ainsi dans notre exemple, les rayons émanés de A sont tellement éloignés qu'ils peuvent être considérés comme parallèles à l'axe AOA'. Inversement ceux qui émanent de A' sortent parallèles à cet axe et se réunissent théoriquement à l'infini.

Appliquant ces données an sujet qui nous occupe, nous comprenons maintenant que les rayons lumineux sortent d'un œil emmétrope à l'état de parallélisme et que l'image de la rétine se fait à l'infini. Si l'observateur est emmétrope lui-même et n'accommode pas, il peut théoriquement réunir sur sa rétine ces rayons parallèles et voir l'image droite du fond de l'œil. Mais comment ne pas accommoder en étant obligé de regarder de très-près? C'est impossible en pratique; aussi ne verra-t-il aucune image distincte.

Il y a cependant à cette règle une exception qui semble paradoxale. Lorsqu'on se rapproche très-près de l'œil observé, à 3 ou 4 centimètres par exemple, on voit souvent le fond de cet œil. Il faut pour cela, dit Perrin, que « contrairement à toute prévision théorique, l'accommodation soit relâchée de part et d'autre, ce qui provient sans doute de ce que l'observateur et l'observé ne sont éloignés l'un de l'autre que d'une distance inférieure à la limite de la vision distincte. »

Œil myope. — Lorsque la source lumineuse, au lieu d'être à l'infini se rapproche, elle n'envoie plus de rayons parallèles, mais des rayons divergents. Ceux-ci viennent se réunir non plus au foyer principal de la lentille, mais au delà de lui, en un point qu'on appelle le foyer conjugué et qui s'éloigne de plus en plus, à mesure que se rapproche la source lumineuse.

C'est à l'un des foyers conjugués de la lentille oculaire qu'est située la rétine de l'œil myope. Voilà pourquoi cet œil ne voit que les objets rapprochés.

Inversement, lorsque la source lumineuse est au foyer conjugué d'une pareille lentille, les rayons qui traversent celle-ci en sortent non plus parallèles, mais convergents, ainsi que l'indique la figure suivante (fig. 2) :

En voici les conséquences :

Les rayons lumineux sortent toujours de l'œil myope à l'état de convergence. Or notre œil est construit de telle sorte qu'il ne peut voir les rayons convergents qui forcément se réunissent en avant de la rétine, à moins qu'il ne soit hypermétrope. L'image rétinienne ne pourra donc pas être vue.

Mais les choses se passent différemment dans les forts

degrés de myopie. Les rayons lumineux sortent alors tellement convergents qu'ils se réunissent tout près de l'œil observé. Ils forment en cet endroit une image réelle et renversée du fond de l'œil qui, à son tour, envoie des rayons divergents dans toutes les directions et est assez rapprochée pour pouvoir être aperçue.

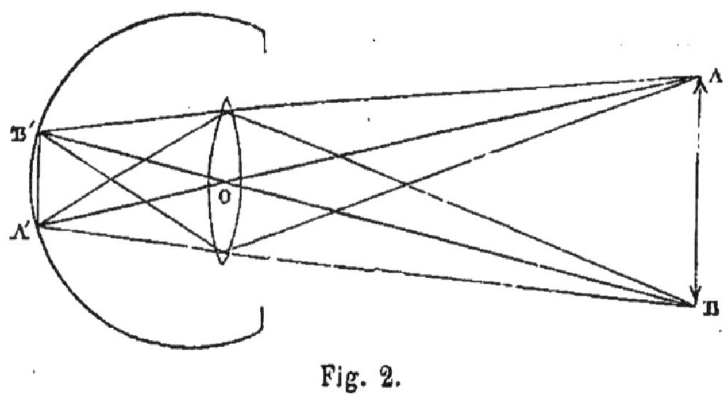

Fig. 2.

Mais s'il en est ainsi, pourquoi ne voit-on pas également l'image réelle et renversée des yeux emmétropes, accommodant pour une distance très-courte, car ici les rayons sortent également convergents, grâce à l'accommodation? En pratique cela n'est pas possible, parce que l'accommodation ne peut se maintenir fixe, varie à chaque instant, et exige une contraction de la pupille qui diminue l'éclairage. D'un autre côté, si on dilate la pupille avec de l'atropine, toute accommodation est rendue impossible.

Œil hypermétrope. — Lorsque la source lumineuse est placée entre le foyer principal et la lentille, celle-ci joue le rôle de loupe (fig. 3).

Soit l'objet AB placé en deçà du foyer principal F, et

les axes optiques secondaires AO, BO. Le rayon AC, après
s'être réfracté, sortira divergent par rapport à l'axe AO.
Si on le suppose prolongé en sens contraire de sa direction, on verra qu'il rencontre l'axe AO au point A'. C'est
de ce point qu'il semblera venir à l'œil qui le reçoit. De
la même manière le point B semblera venir de B'. On
aura ainsi, non plus une image réelle, mais une image
virtuelle et agrandie de AB.

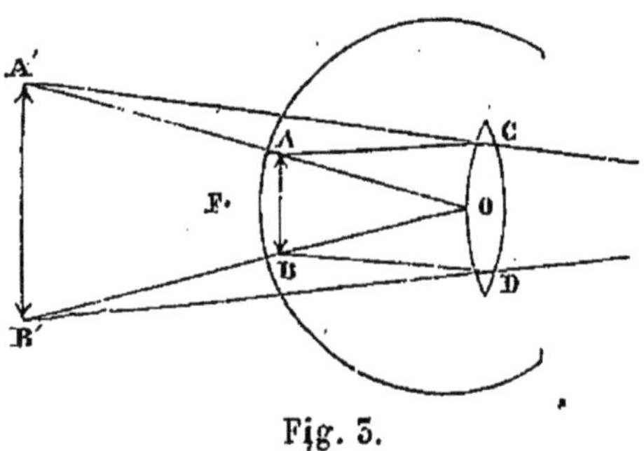

Fig. 5.

L'œil hypermétrope réalise ces conditions. Les rayons
sortant à l'état de divergence, l'observateur, en mettant
en jeu son accommodation, les réunira sur sa rétine, absolument comme il le fait pour les rayons divergents qui
lui viennent d'un point quelconque. Il verra donc l'i-
mage droite du fond de l'œil.

Si nous résumons cette longue discussion, il résulte
qu'avec le miroir on ne peut obtenir aucune image distincte du fond de l'œil emmétrope, si ce n'est dans des
conditions tout à fait particulières, tandis qu'on peut
voir l'image réelle et renversée de l'œil myope et l'i-
mage droite et virtuelle de l'œil hypermétrope.

Les services que rend le miroir sont donc limités et

variables. C'est pourquoi au moyen de lentilles convexes ou concaves on a dû modifier la marche des rayons lumineux au sortir de l'œil, afin d'avoir, dans tous les yeux possibles soit une image renversée soit une image droite, à la volonté de l'observateur. De là les deux procédés suivants :

1° Procédé par l'image renversée. — Il consiste à placer une forte lentille biconvexe au-devant de l'œil observé. Celle-ci ne fait pas l'office d'une loupe qui grossit les objets. Elle agit en faisant converger les rayons lumineux sortis de l'œil et en ramenant à son foyer ou près de son foyer l'image aérienne et renversée de la rétine qu'elle rapetisse, mais qu'elle rapproche de l'œil, qu'elle fixe dans une place connue d'avance et où nous pouvons facilement l'observer (fig. 4).

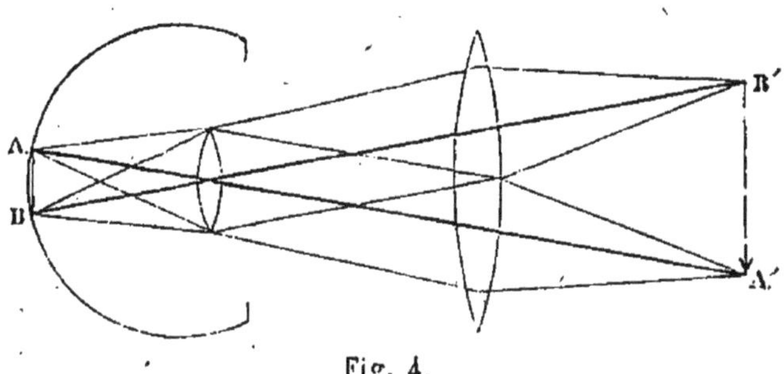

Fig. 4.

Avec une forte lentille, on obtient toujours une image réelle et renversée du fond de l'œil, mais cette image varie un peu dans son siége et dans sa grandeur, selon que l'œil examiné est emmétrope, myope ou hypermétrope, ou autrement dit selon que les rayons lumineux en sortent à l'état de parallélisme, de convergence ou de divergence.

En effet, la lentille agissant sur des rayons parallèles, les fait converger et les ramène à son foyer. Si elle agit sur des rayons déjà convergents, elle les réunit en avant de son foyer. Si elle ne reçoit au contraire que des rayons divergents, elle emploie une partie de sa puissance à les rendre parallèles, puis la seconde partie à les rendre convergents. Elle ne peut alors les réunir qu'au delà de son foyer, c'est-à-dire plus loin de l'œil observé.

Voilà pourquoi, par rapport à la papille de l'œil emmétrope, celle de l'œil myope paraît plus petite et celle de l'œil hypermétrope plus grande.

2° Procédé par l'image droite. — Il consiste à placer une forte lentille concave sur le trajet des rayons lumineux qui sortent de l'œil (fig. 5):

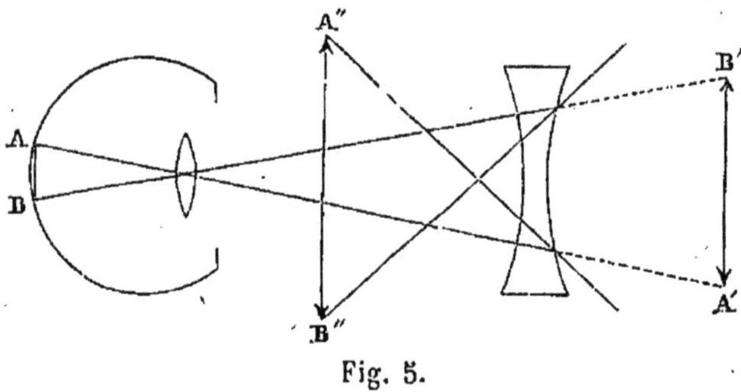

Fig. 5.

Soit AB, une image rétinienne, et A'B', son image renversée. Si on interpose entre l'œil observé et cette image une lentille concave de 8 ou 10 pouces, les rayons qui la traversent en sortent avec la divergence qu'ils auraient s'ils venaient d'une distance de 8 ou 10 pouces. Il n'y a plus d'image réelle possible, mais on a une image droite A"B" virtuelle, agrandie, située en arrière de l'œil examiné, ce que notre dessin n'a pu reproduire. En effet, pour obtenir l'image droite, il faut en pratique placer le verre concave derrière le petit orifice du miroir et le rapprocher très-près de l'œil observé.

3° Différence de l'image renversée et de l'image droite. — L'image renversée, obtenue avec nos lentilles ordinaires, rapetisse l'image aérienne et considérablement agrandie de la rétine, mais nous la fait voir encore quatre à cinq fois plus grande qu'elle n'est en réalité. C'est l'image la plus employée, car elle nous donne une vue d'ensemble du fond de l'œil.

L'image droite donne environ un grossissement de 14 diamètres. Elle fait apercevoir les plus délicates altérations du fond de l'œil, mais elle ne nous en fait voir qu'une trop petite partie à la fois.

On distingue ces deux images l'une de l'autre aux mouvements inverses qu'elles exécutent dans certaines conditions (voir *Diagnostic ophthalmoscopique des troubles de la réfraction*).

CHAPITRE II

DES DIFFÉRENTES VARIÉTÉS D'OPHTHALMOSCOPES

Le nombre des ophthalmoscopes est tellement grand que leur énumération serait aussi longue que superflue.

Il y en a deux grandes variétés : 1° les ophthalmosco-pes mobiles ; 2° les ophthalmoscopes fixes.

1° Ophthalmoscopes mobiles. — Ce sont ceux où le miroir et la lentille constituent deux pièces indépen-dantes l'une de l'autre. Ils sont les plus employés à cause de leur volume portatif et de leur maniement commode.

Helmholtz se servait de verres plans. Ruete le pre-mier fit usage du miroir concave, et c'est celui-ci qui a généralement été adopté.

Parmi les ophthalmoscopes à réflecteur concave, ci-tons en particulier ceux de Liebrich, de Follin, de Des-marres, de Galezowski, de Perrin, etc.

L'ophthalmoscope de Perrin se compose d'un réflec-teur concave de 19 centimètres environ du foyer, fait en verre étamé. La partie centrale est laissée transparente dans une étendue de 4 à 5 millimètres. En arrière est un petit encastrement destiné à recevoir les différents verres concaves et convexes habituellement en usage.

Les verres concaves servent à faire voir l'image droite. Les numéros les plus employés sont 8, 12 et 16. Les verres convexes sont surtout destinés à grossir l'image fournie par la lentille. Les numéros 8 et 16 sont les plus usités.

Quant à la lentille dont on se sert, elle doit avoir 2 pouces 1/4 à 3 pouces de foyer. Plus elle est forte, plus elle concentre près d'elle les rayons lumineux et plus l'image est petite mais bien éclairée.

Ophthalmoscope binoculaire de giraud-teulon. — Une heureuse idée réalisée par Giraud-Teulon a été d'utiliser la vision simultanée des deux yeux pour l'exploration ophthalmoscopique. Nous avons ainsi la sensation du relief et nous pouvons constater facilement les inégalités de niveau qui peuvent se rencontrer dans le fond de l'œil, dont les altérations sont alors plus faciles à interpréter.

2° **Ophthalmoscopes fixes.** — Ce sont ceux où le miroir et la lentille sont adaptés à un support commun, qui fixe leur position respective. Ils sont très-utiles pour les démonstrations et permettent de faire voir nettement le fond de l'œil aux plus inhabiles. Leurs inconvénients sont d'exiger ordinairement la dilatation artificielle de la pupille et chez les malades une immobilité du regard souvent difficile à trouver.

Ceux qui sont les plus employés en France sont ceux de Follin et de Galezowski (fig. 6).

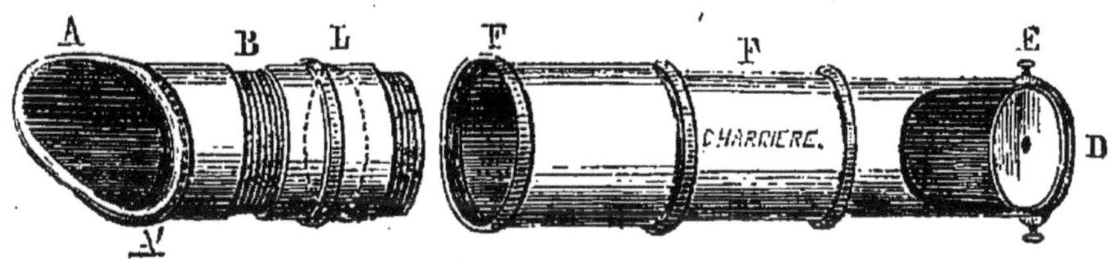

Fig. 6.

L'ophthalmoscope de Galezowski a l'avantage spécial de pouvoir être employé au lit du malade et sans qu'il soit nécessaire de le placer dans une chambre noire, car celle-ci se trouve toute formée dans le tube qui constitue l'instrument.

CHAPITRE III

RÈGLES A SUIVRE POUR LE MANIEMENT DE L'OPHTHALMOSCOPE

Nous résumons brièvement dans ce chapitre les conditions pratiques nécessaires à remplir pour voir le fond de l'œil à l'ophthalmoscope.

Chambre noire. — Il est de toute nécessité de pratiquer cet examen dans une chambre noire. Sans cette condition, l'image aérienne de la rétine, moins vivement éclairée par l'espace ambiant, passerait inaperçue.

Dilatation artificielle de la pupille. — On l'obtient au bout d'un quart d'heure environ, en instillant dans l'œil 2 ou 3 gouttes de ce collyre (2 centigrammes de sulfate neutre d'atropine pour 10 grammes d'eau). Cette dilatation est utile au début des recherches ophthalmoscopiques, car l'examen est de beaucoup facilité — lorsque la pupille est très-étroite (myosis) — lorsque l'œil examiné est amaurotique, car l'atropine n'a aucune action fâcheuse — quand on veut faire l'examen de la macula, car cette partie de la rétine étant très-sensible, provoque par action réflexe le rétrécissement de la pupille — enfin quand on veut faire usage des ophthalmoscopes fixes. Mais il faut s'habituer de bonne heure à pouvoir s'en passer, à cause des troubles visuels que l'atropine provoque souvent et des inconvénients qu'elle présente surtout dans le cas de glaucome.

Position de la lumière. — La lumière artificielle employée peut être empruntée soit à un bec de gaz, soit à une lampe ordinaire. La source lumineuse doit être placée sur les côtés du malade, un peu en arrière, afin que la face ne soit pas éclairée, et à la hauteur de ses yeux. Elle doit être très-rapprochée pour l'examen à l'image droite ou avec les ophthalmoscopes fixes.

Position de l'observateur et de l'observé. — L'observateur se place en face de l'observé sur un siége relativement un peu plus élevé que ce dernier et à une distance de 40 centimètres environ.

Le malade dirige alors les yeux de la façon suivante : si on examine son œil droit, il doit regarder dans la direction de l'oreille droite de l'observateur placé en face de lui ; pour l'œil gauche, il doit regarder l'oreille gauche.

Cette rotation du globe a pour but d'amener la papille en face de l'observateur, car elle ne se trouve pas sur l'axe antéro-postérieur de l'œil, mais en dedans de cet axe et un peu en bas.

Position du miroir. — L'observateur le tient de la main droite et le place devant son œil droit, en ayant soin de lui faire prendre un point d'appui sur le bord supérieur de l'orbite. Au moyen de légers mouvements, il cherche alors à diriger la lumière réfléchie de la lampe sur l'œil observé et à l'y maintenir.

Les renseignements que donne le miroir sont déjà

très-précieux. Il révèle les altérations de transparence de
tous les milieux réfringents et renseigne sur l'état de la
réfraction de l'œil examiné.

Position de la lentille. — La main gauche de l'observateur, dont les derniers doigts sont appuyés sur la ré-

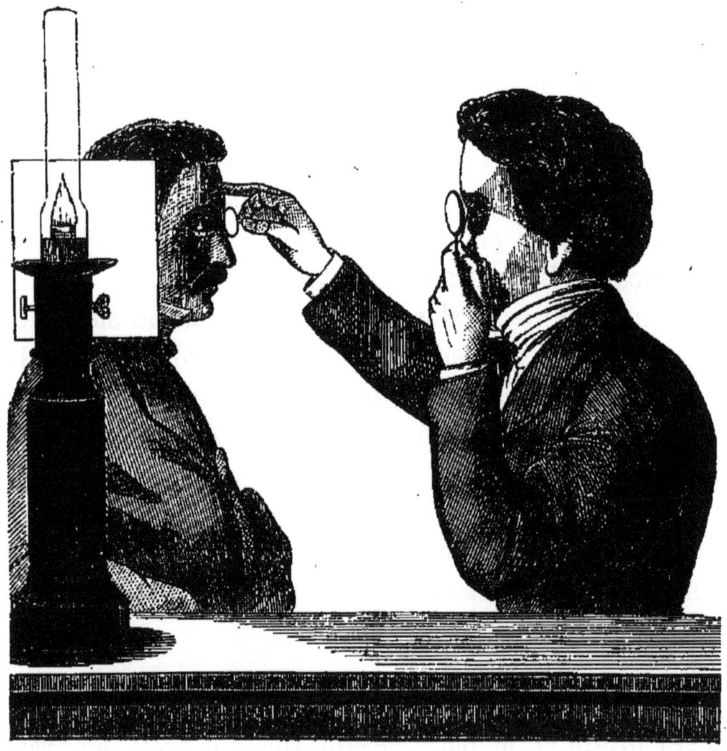

Fig. 7.

gion orbitaire du patient, tient verticalement la lentille
au-devant de l'œil examiné. Celle-ci doit en être éloignée
d'une distance un peu supérieure à celle de son foyer,

et voici pourquoi : à cette distance, les parties antérieures du globe (iris, vaisseaux de la conjonctive, etc.) ne
sont pas vues nettement. Si la lentille est trop rapprochée, elle joue, par rapport à ces parties, le rôle de
loupe; elle fait voir leur image agrandie et distincte, et
l'observateur distrait de ce côté n'accommode pas suffisamment pour voir l'image de la rétine beaucoup plus
rapprochée de lui, puisqu'elle se trouve au foyer principal de la lentille (Giraud-Teulon) (fig. 7).

Lorsque ces diverses conditions sont réalisées, on
cherche d'abord à trouver la papille, puis on explore
tout le fond de l'œil, en suivant principalement la direction des gros vaisseaux rétiniens.

Les premiers essais ophthalmoscopiques ne sont pas
sans difficultés. Le principal obstacle vient de la mau-
vaise direction de l'œil observé. Pour faciliter cette
étude, nous conseillons de commencer les premiers
exercices avec l'œil artificiel de Perrin ou de Rémy.

IIᴱ PARTIE

EXAMEN FONCTIONNEL DE L'ŒIL

CHAPITRE I

L'examen fonctionnel de l'œil présente à étudier :
1° la vision centrale; 2° la vision périphérique; 3° les
phosphènes; 4° la sensibilité de la rétine aux différentes
couleurs; 5° sa sensibilité à une lumière plus ou moins
vive (héméralopie, nyctalopie).

DES DEUX SORTES DE VISION. VISION CENTRALE ET VISION PÉRIPHÉRIQUE.

Nous jouissons en réalité de deux sortes de vision : la
vision centrale et la vision périphérique.

En effet, quand un de nos yeux étant fermé, nous re-
gardons de l'autre, un point quelconque, nous apercevons
non-seulement ce point (vision centrale), mais encore,

quoique d'une façon moins distincte, les objets qui l'environnent (vision périphérique).

La vision centrale a son siége dans la macula. C'est elle qui nous permet de lire, d'écrire, de voir les plus petits détails des objets les plus fins.

La vision périphérique siége dans le reste de la rétine. Elle est non moins importante que la première, car c'est grâce à elle que nous pouvons nous orienter, nous conduire, avoir une vue d'ensemble.

Ces deux sortes de vision sont parfois indépendantes l'une de l'autre. Ainsi certaines affections abolissent la vision centrale (affections de la macula), et laissent à la vision périphérique toute son intégrité. Le malade ne peut lire alors les gros caractères, mais se conduit parfaitement dans la rue. D'autres, au contraire, font perdre la vision périphérique en conservant la vision centrale (rétinite pigmentaire — certains cas de glaucome). C'est alors que l'on voit ces curieux exemples de malades pouvant lire les plus fins caractères et incapables de marcher dans la rue, d'éviter les obstacles, tant leur champ visuel est rétréci. Ils sont dans la position d'une personne qui voudrait se conduire, en regardant dans un long tube placé devant ses yeux.

ARTICLE I

VISION CENTRALE. — ACUITÉ VISUELLE. — ÉCHELLES TYPOGRAPHIQUES.

La vision centrale ou l'acuité visuelle est la finesse de la vue et non point sa portée plus ou moins grande qui est sous la dépendance de la réfraction.

On peut apprécier mathématiquement l'acuité visuelle,
au moyen des échelles typographiques. C'est Jaeger de
Vienne qui en eut la première idée. Dans son échelle
composée de vingt numéros, le numéro 1 a 1/2 millimètre de haut et le numéro 20, 2 centimètres. Elle marque
un progrès réel dans la science, mais elle laisse place à
deux reproches : 1° l'unité choisie ne repose sur aucune
base scientifique ; 2° une progression constante n'est pas
suivie entre les grandeurs successives de chaque numéro.

Giraud-Teulon à Paris, et Suellen à Utrecht, en con-
struisirent de plus parfaites.

Giraud-Teulon choisit pour unité de distance le pied
et pour unité de grandeur, la plus petite image qu'un
œil normal peut voir à cette distance. Or, l'expérience
répétée un très-grand nombre de fois, a prouvé que ce
sont des caractères de 1 dixième de millimètre d'épaisseur
séparés par des intervalles de même grandeur.

Telle est la base physiologique qui a servi de point de
départ. Cette base repose aussi sur l'anatomie et voici
comment : la plus petite image qu'il nous soit donné de
voir est celle qui n'impressionne qu'un seul élément nerveux de la rétine. Or, le calcul nous apprend qu'une
image mesurant transversalement $0^{mm},1$ et vue à 1 pied
de distance sous-tend sur la rétine un angle de 1 mi-
nute ou un arc de 5 millièmes, de millimètre ce qui est
juste le diamètre des cônes ou des éléments nerveux
sensibles dans la macula.

Angle visuel. — C'est au moyen de l'angle visuel
qu'on a établi ce calcul. On appelle ainsi l'angle AoB
formé par deux lignes menées depuis les extrémités de

l'objet fixé au centre optique de l'œil. Ces deux lignes s'entre-croisent et forment un nouvel angle A'oB', égal au premier comme opposé par le sommet. Il est donc facile de le calculèr, ainsi que l'arc qu'il sous-tend, puis-qu'on connaît la distance de la rétine au point O. (fig. 8.)

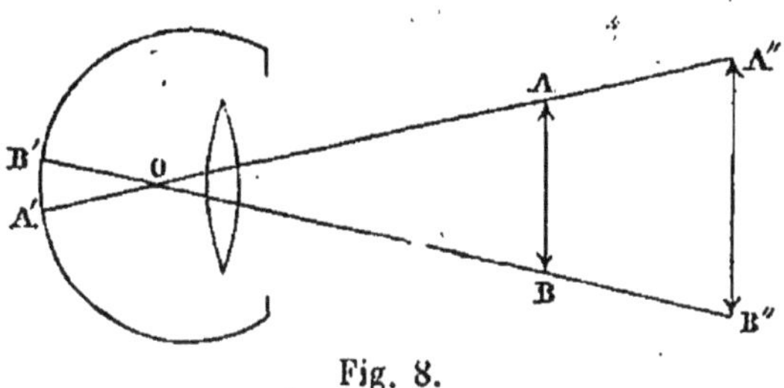

Fig. 8.

Graduation de l'échelle. — L'unité de grandeur une fois choisie, on a gradué l'échelle de la façon la plus simple. Le numéro 2 est le double du numéro 1; le nu-méro 3 est le triple et ainsi de suite. La construction de la figure 8 fait voir que, tous les objets placés entre les deux lignes de l'angle visuel et mesurant leur écartement, sous-tendent sur la rétine le même angle, quelles que soient leur distance et leur grandeur, car ces quantités sont proportionnelles. Il en résulte que le numéro 2 vu à 2 pieds et le numéro 3, vu à 3 pieds, sous-tendent le même arc rétinien que le numéro 1 vu à 1 pied.

Formule de Donders. — Voici maintenant la ma-nière dont on se sert de l'échelle pour mesurer l'acuité visuelle. On regarde comme ayant une vue normale celui qui à 1 pied de distance lit le numéro 1. Celui qui à 1 pied ne peut lire que des caractères 2 fois, 3 fois plus gros a une vue 2 fois, 3 fois plus faible. Vision $= \frac{1}{2} = \frac{1}{3}$.

Faisant de ces exemples une formule générale, Donders a donné l'équation suivante :

$$S = \frac{D}{N}.$$

S (sight-vue) exprime l'acuité visuelle ; D, la distance où l'on se place évaluée en pieds ; N le numéro du caractère le plus petit qu'on peut lire à cette distance.

$$\text{Si } D = 1 \text{ pied, } N = 5, \text{ on a } S = \frac{1}{5}.$$

$$\text{Si } D = 10 \text{ pieds, } N = 20, \text{ on a } S = \frac{10}{20} = \frac{1}{2}.$$

Dans la mesure de l'acuité visuelle, il faut avoir bien soin de ne pas attribuer à un affaiblissement de la sensibilité rétinienne les troubles visuels qui pourraient être produits par des défauts de réfraction ou d'accommodation. Aussi faut-il préalablement corriger ceux-ci au moyen de verres convenables.

Jusqu'à 20 ans, l'acuité visuelle est un peu supérieure à l'unité de l'échelle. Elle s'affaiblit avec l'âge, mais assez peu, pour que le vieillard de 80 ans puisse encore lire, à 1 pied de distance, les caractères n° 2 de l'échelle lorsque l'insuffisance de son accommodation est corrigée.

ARTICLE II

VISION PÉRIPHÉRIQUE. — CHAMP VISUEL.

Le champ visuel est l'espace que nous embrassons d'un regard.

Comme la lumière se propage en ligne droite, il est facile de concevoir que chaque partie de la rétine est éclairée par les rayons qui lui viennent d'une direction diamétralement opposée à celle qu'elle occupe. Ainsi la partie supérieure de la rétine reçoit les rayons lumineux qui lui viennent d'en bas et inversement.

Le champ visuel doit être étudié dans chaque œil séparément.

Limites. — Son étendue est surtout considérable en dehors. En haut, elle est limitée par l'arcade sourcilière — en dedans par la saillie du nez. Aussi ses limites sont-elles représentées, non par une circonférence, mais par une ellipse ayant environ 160° dans le sens vertical et 175° dans le sens horizontal.

Mesure. — Il y a pour cela plusieurs moyens :

1° Le premier consiste à placer le malade à 50 centimètres environ d'un tableau noir, sur lequel on dessine à la craie une petite croix blanche. Il devra fermer un œil et tenir l'autre constamment fixé sur cette petite croix. L'observateur approche graduellement de la périphérie vers le centre un morceau de craie qu'il tient entre les doigts et note sur le tableau le point où il commence à être vu. Il détermine ainsi les limites des quatre points cardinaux, puis de quelques points intermédiaires et obtient ainsi toute la circonférence du champ visuel.

2° Un autre moyen moins parfait, mais plus expéditif est le suivant : Le malade tenant un œil fermé regarde de l'autre l'un des yeux de l'observateur placé en face de lui. Celui-ci agite alors la main dans différents sens, s'assure si les mouvements en sont vus et fixe ainsi l'étendue du champ visuel, d'une façon approximative et souvent suffisante.

3° Il est des cas, comme chez les cataractés par exemple, où l'exploration du champ visuel doit se faire au moyen de deux lampes placées dans une chambre noire. L'une des lampes sert de point de mire au malade; l'autre est promenée tout autour, dans les différentes directions et doit être perçue, si la rétine est restée saine.

4° Enfin, divers auteurs, Foerster, Wecker, etc., ont inventé des appareils pour mesurer le champ visuel. Ces appareils ont une grande précision, mais ne sont point indispensables.

ALTÉRATIONS DU CHAMP VISUEL.

Le champ visuel est souvent altéré dans son étendue. On y constate :

1° Des retrécissements concentriques ;

2° Des retrécissements par moitié ou sous forme d'hémiopie ;

3° Des lacunes ou scotomes ;

4° Des images entoptiques.

1° Rétrécissement concentrique. — Le rétrécissement concentrique et régulier du champ visuel s'observe surtout dans le rétinite pigmentaire. Ce rétrécissement est plus irrégulier dans les atrophies de la papille. Dans le glaucome, il commence souvent par être limité au côté interne, puis il devient concentrique.

2° Hémiopie. — Il y a hémiopie lorsque le champ visuel est perdu par moitié, soit dans le sens horizontal, soit dans le sens vertical.

1° Hémiopie horizontale. — L'hémiopie horizontale est le résultat d'une affection oculaire (décollement de la rétine, produits exsudatifs déposés dans les parties déclives du corps vitré). Elle est monoculaire.

2° Hémiopie verticale. — L'hémiopie verticale est de cause cérébrale. Elle est binoculaire. C'est la plus importante à étudier.

Elle est homonyme ou croisée.

Dans l'hémiopie homonyme, la moitié du champ visuel est abolie du même côté dans les deux yeux, soit à droite soit à gauche. Aussi le malade tourne-t-il la tête de côté pour regarder les objets placés en face de lui, comme dans certaines paralysies des muscles de l'œil.

Dans l'hémiopie croisée, la moitié du champ visuel est abolie à droite pour un œil, à gauche pour l'autre œil.

Pour bien comprendre ces deux variétés, il est nécessaire de se rappeler comment sont formées les deux moitiés de chaque rétine, grâce au mode d'entre-croisement des nerfs optiques dans le chiasma. Cet entre-croisement n'est pas complet et n'a lieu qu'entre les fibres internes, qui seules passent du côté opposé. (*fig.* 9).

Voici ce que cette figure enseigne :

1° Le nerf optique gauche fournit la moitié externe de la rétine gauche et la moitié interne de la rétine droite. La lésion de ce nerf produira donc une hémiopie homonyme à droite.

2° Les moitiés internes de chaque rétine sont fournies

par les fibres internes des deux nerfs optiques. Une altération limitée à ces fibres produira une hémiopie croisée
dans laquelle l'œil droit ne verra plus à droite et l'œil
gauche ne verra plus à gauche.

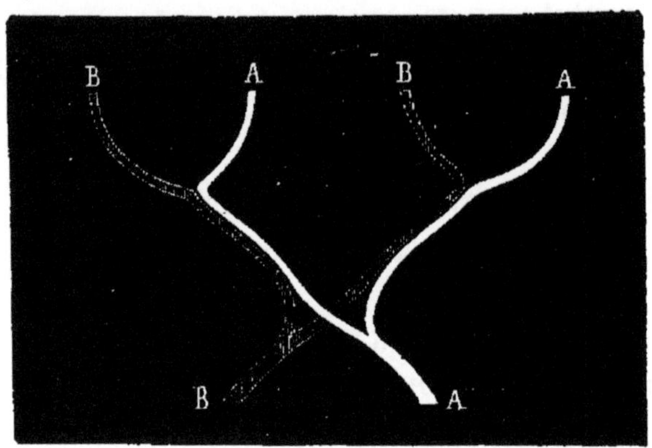

Fig. 9.

3° Les moitiés externes de chaque rétine sont fournies par les fibres externes des deux nerfs optiques. L'altération de ces fibres provoquera une hémiopie croisée,
dans laquelle l'œil droit ne verra plus à gauche et l'œil
gauche ne verra plus à droite. Ces derniers cas sont des
exemples d'hémiopie croisée. Ils sont très-rares.

Causes. — L'hémiopie homonyme peut être le résultat d'une compression lente exercée sur une bandelette
optique, par une tumeur de la base du crâne. Elle est
quelquefois due à un autre trouble circulatoire (embolie, spasme vasculaire) survenu du côté d'une bandelette optique ou de ses points d'origine. C'est pourquoi
elle peut constituer, selon les cas, un phénomène transitoire ou durable et subsister longtemps sans amener la

décoloration de la papille, qui tire ses vaisseaux nourriciers d'une source moins éloignée.

Mais comment interpréter l'hémiopie croisée? Lorsque les moitiés internes de chaque rétine sont anesthésiées, on peut admettre une altération siégeant à l'entre-croisement des fibres internes dans le chiasma ou dans les tubercules quadrijumeaux postérieurs qui fournissent ces fibres.

Lorsqu'il s'agit des moitiés externes, la lésion siége dans les tubercules quadrijumeaux antérieurs.

Cette explication est applicable à l'hémiopie croisée persistante, mais si elle est transitoire, il faut alors admettre l'hypothèse de troubles circulatoires survenus dans des artères symétriques du cerveau.

Manière de reconnaître l'hémiopie. — On reconnaît l'hémiopie par l'attitude du malade et par l'exploration du champ visuel, dont les deux moitiés sont séparées par une ligne un peu oblique plutôt que verticale.

Quant à la vision centrale, elle n'est pas troublée et les malades peuvent lire les caractères les plus fins, mais ils sont gênés pour se conduire et s'orienter, surtout dans l'hémiopie croisée.

3° Scotomes. Punctum cæcum. — Les scotomes sont de petites lacunes du champ visuel, qui dans la grande majorité des cas tiennent à des lésions appréciables à l'ophthalmoscope. Ils passent ordinairement inaperçus lorsqu'ils sont périphériques, mais ils gênent considérablement la vision, lorsqu'ils sont centraux. Le malade se plaint alors de voir continuellement sur l'objet qu'il fixe une tache sombre dont il peut dessiner la forme,

Cette tache peut lui voiler la moitié du mot qu'il veut lire, mais ce n'est pas là ce qui constitue le phénomène de l'hémiopie que nous avons décrit plus haut.

On sait qu'il existe dans chaque œil, un scotome physiologique ; c'est le punctum cæcum de Mariotte, correspondant à la papille. Pour s'en rendre compte, il suffit de tracer sur une feuille de papier deux petits cercles noirs éloignés de 5 à 6 cent. On ferme l'œil gauche par exemple et on regarde de l'œil droit le cercle placé à gauche. On voit d'abord les deux cercles, puis en rapprochant la feuille, il arrive un moment où celui de droite disparaît complétement, pour reparaître ensuite si on le rapproche davantage. Cette disparition a eu lieu au moment où son image est venue se fixer sur la papille du nerf optique.

4° Images entoptiques. — On donne ce nom aux ombres qui apparaissent dans le champ visuel et qui sont dues à des corps qui se trouvent dans l'œil ou à sa surface.

On distingue :

1° LE SPECTRE MUCO-LACRYMAL. — Les humeurs qui recouvrent la cornée, larmes, mucus, produisent quelquefois dans le champ de la vision des nuages, des cercles plus ou moins clairs, qui s'effacent et se modifient par les mouvements des paupières. C'est là le spectre mucolacrymal.

2° SPECTRE PERLÉ, AQUEUX, GLOBULAIRE. MOUCHES VOLANTES. — Le spectre perlé est composé de petits globules, formant par leur réunion une sorte de chapelet de perles.

— Le spectre aqueux est constitué par une bandelette claire, entourée de deux bords sombres. — Enfin, le spectre globulaire est dû à de petits cercles isolés, ordinairement clairs au centre et un peu opaques sur leurs bords.

Ce sont là les spectres qui donnent lieu aux mouches volantes, qui tourmentent tant de malades, et qui cependant n'ont rien de grave, puisque certains auteurs les appellent mouches physiologiques. On peut, en effet, les voir, lorsqu'on fixe attentivement un ciel bleu, une surface blanche et bien éclairée, surtout lorsqu'on regarde à travers une carte percée d'un trou d'épingle. Dans ces conditions, lorsque l'œil fait un mouvement de bas en haut, on voit ces petits corps suivre d'abord ce mouvement, puis descendre lentement et disparaître. Leur mobilité dans le sens vertical est beaucoup plus grande que dans le sens horizontal.

Ces mouches volantes ne gênent pas la vision et disparaissent à la lumière artificielle.

Causes. — Elles sont dues à de petits corpuscules, invisibles à l'ophthalmoscope, qui nagent dans le corps vitré et qui se trouvent en général tout près de la rétine. Elles apparaissent surtout lorsque l'œil est fatigué par un travail assidu, par des recherches microscopiques, etc.

3° Arbre vasculaire de Purkinje. — La possibilité de voir les propres vaisseaux de sa rétine, constitue un des phénomènes entoptiques les plus curieux à étudier. Pour cela Listing concentre, au moyen d'une forte lentille, un faisceau de lumière sur la partie externe de la sclérotique, lorsque l'œil est fortement tourné en dedans.

2.

Cet œil doit regarder un fond sombre, sur lequel il voit bientôt apparaître un dessin rappelant les ramifications des vaisseaux rétiniens.

On arrive au même résultat, d'après la méthode de Purkinje, qui consiste à faire regarder un fond noir pendant qu'on fait passer rapidement au-devant de l'œil la lumière d'une bougie.

Ce phénomène est dû à ce que les vaisseaux rétiniens sont placés dans la rétine au-devant des éléments nerveux de cette menbrane (bâtonnets et cônes) et peuvent, par conséquent, être aperçus dans certaines conditions.

ARTICLE III

PHOSPHÈNES

La compression mécanique de la rétine ne donne lieu à aucune douleur, mais à des sensations lumineuses, connues sous le nom de phosphènes. De là l'expression vulgaire de celui qui a reçu un coup sur l'œil et qui dit avoir vu mille chandelles.

Pour les produire, selon Serre d'Uzès, le sujet doit être placé dans un milieu un peu obscur et fermer doucement les yeux, en les tournant du côté opposé à l'endroit où doit avoir lieu la compression, afin que celle-ci s'exerce sur les parties les plus profondes de la rétine et, par conséquent, les plus sensibles. On comprime alors le globe de l'œil soit avec l'ongle, soit avec un petit corps dur et le malade accuse immédiatement une sensation lumineuse blanc-bleuâtre, en forme de cercle ou de demi-cercle, située dans un point diamétralement opposé à celui où s'est fait la compression. Si celle-ci a eu lieu en haut, c'est en bas qu'apparaîtra le phosphène.

Cela tient à la loi physiologique suivante :

« Toutes les fois que la rétine reçoit une impression, elle l'extériore dans la direction d'une ligne perpendiculaire au point impressionné et passant par le centre optique de l'œil. » C'est en vertu de cette même loi que nous voyons dans leur position naturelle les objets qui viennent se peindre renversés sur notre rétine.

C'est là ce qu'on appelle le grand phosphène par opposition au petit phosphène qui apparaît quelquefois du même côté que le point comprimé et qui est le résultat d'une compression par contre-coup, exercée par l'intermédiaire du corps vitré sur la partie opposée de la rétine.

On peut interroger les phosphènes en comprimant un point quelconque de la rétine. En pratique, on se contente de les rechercher en quatre points principaux, à savoir en haut, en bas, en dedans et en dehors. On obtient ainsi quatre phosphènes qui ont reçu des noms différents, tirés de l'endroit où a eu lieu la compression. Ce sont : le phosphène supérieur ou frontal, le phosphène inférieur ou jugal, le phosphène interne ou nasal et le phosphène externe ou temporal.

Les phosphènes n'indiquent que la sensibilité de la rétine à la pression, mais la sensibilité à la lumière va souvent de pair avec celle-ci. C'est pourquoi ils ont une assez grande importance fonctionnelle.

ARTICLE IV

SENSIBILITÉ DE LA RÉTINE AUX DIFFÉRENTES COULEURS. DALTONISME.

La rétine jouit de la faculté d'apprécier les différentes couleurs et leurs nuances les plus délicates. Lorsque cette faculté est perdue ou pervertie on a l'état connu sous le nom de daltonisme, du nom de Dalton qui en était atteint et qui l'a décrit le premier.

Il est rare que la perception de toutes les couleurs soit abolie ; plus souvent la rétine ne reste insensible qu'à certaines couleurs ou à certaines nuances.

Le daltonisme est congénital ou acquis. Congénital, il se rencontre environ chez 5 pour 100 des individus. Les uns ne distinguent pas le rouge ; d'autres confondent le bleu et le violet, le jaune et le vert, etc. C'est à cause de cette anomalie que certains peintres ne peuvent jamais donner à leurs tableaux l'harmonie des tons et des couleurs.

Le daltonisme acquis peut être provoqué d'une façon passagère par l'absorption de la santonine qui fait tout voir en vert jaune, et par l'ictère qui donne également parfois une vision en jaune, à ceux qui en sont atteints. Mais ce sont les affections de la rétine et du nerf optique qui le produisent le plus souvent et M. Galezowski a bien mis en relief toute l'importance de ce symptôme, en l'étudiant comme élément de diagnostic. Pour constater le daltonisme, il faut avoir à sa disposition une échelle des couleurs ou des papiers diversement colorés, que l'on présente successivement au malade.

ARTICLE V

HÉMÉRALOPIE. — NYCTALOPIE.

Certaines personnes jouissent pendant le jour d'une vue parfaite et le soir venu peuvent à peine se conduire, tant leur vision est défectueuse. C'est l'état connu sous le nom d'héméralopie.

Cette affection tient à une sorte d'anesthésie de la rétine, qui ne peut fonctionner que lorsque la lumière est très-intense. Tantôt elle est passagère et règne parfois d'une façon épidémique dans les casernes et les couvents. On peut alors constater des contractions spasmodiques dans les artères de la rétine. Tantôt elle est persistante et elle constitue alors un des symptômes fonctionnels les plus caractéristiques de la rétinite pigmentaire.

La nyctalopie est l'état inverse. Le malade voit mieux le soir ou dans un demi-jour que lorsqu'il est exposé à une vive lumière. Cet état se retrouve également dans toutes les affections caractérisées par de la photophobie, dans les atrophie de la papille, dans l'amblyopie toxique, etc.

CHAPITRE II

DIAGNOSTIC D'UN TROUBLE VISUEL.
MÉTHODE CLINIQUE

Le diagnostic des troubles de la vision, constitue, en réalité, un problème très-complexe dont la solution exige une certaine méthode.

Lorsqu'un malade vient se plaindre d'une altération visuelle, la première chose à faire est de le constater en lui faisant lire, de chaque œil séparément, les plus fins caractères possibles de l'échelle typographique. S'il ne peut même déchiffrer les grosses lettres, on lui fait compter les doigts ; enfin dans le cas où le trouble visuel est plus prononcé encore, on passe la main devant les yeux du malade pour savoir s'il en voit l'ombre et s'il distingue encore le jour de la nuit.

Une fois que l'amblyopie a été constatée et que son degré a pu être précisé au moyen de l'échelle, il faut se rappeler que tout trouble visuel peut toujours être attribué :

1° A un défaut de transparence des milieux réfringents ;

2° A une anomalie de réfraction ou d'accommodation ;

3° A une paralysie ou à un spasme musculaire amenant la diplopie ;

4° A une altération des membranes profondes du nerf optique ou du cerveau.

Dans laquelle de ces classes rentre le trouble visuel que l'on est chargé de reconnaître, c'est ce qu'il faut essayer de déterminer immédiatement, d'après les considérations suivantes :

1° *Défauts de transparence.* — On les reconnaît le plus souvent à l'œil nu ou mieux à l'éclairage latéral, s'ils existent sur la cornée ou sur le cristallin. Le réflecteur décèle de suite ceux du corps vitré.

2° *Anomalies de réfraction et d'accommodation.* — Les premières sont ordinairement congénitales, existent dans les deux yeux, sont améliorées par la vision au trou d'épingle, et corrigées par des verres convenables, etc.

Les anomalies d'accommodation sont révélées par l'âge (presbytie) par le myosis ou la mydriase qui accompagnent le spasme ou la paralysie du muscle accommodateur, sont également améliorées par le trou d'épingle et corrigées par des verres appropriés.

3° *Paralysie ou spasme musculaire.* — Souvent il y a strabisme apparent — toujours diplopie, lorsque le malade regarde dans un certain sens et qui cesse dès qu'il ferme un œil. Ici la vision de chaque œil prise à part est bonne ; la vision binoculaire seule est défectueuse.

4° *Altération des membranes profondes du nerf optique ou du cerveau.*

Tout trouble visuel qui ne rentre pas dans les classes précédentes fait nécessairement partie de celle-ci. C'est en procédant ainsi par élimination qu'on ébauche le dia=

gnostic; il faut ensuite le préciser au moyen des symptômes fonctionnels et des symptômes ophthalmoscopiques.

Valeur des symptômes fonctionnels. — Ils sont
très-importants et permettent souvent à eux seuls de
faire un diagnostic de probabilité que l'ophthalmoscope
n'a plus qu'à confirmer.

Cela a lieu surtout, comme nous le verrons, dans les
cas suivants :

1° Atrophie progressive de la papille ;
2° Certaines névrites optiques de cause cérébrale ;
3° Embolie de l'artère centrale ;
4° Rétinite pigmentaire ;
5° Affections de la macula ;
6° Décollement de la rétine ;
7° Apoplexie du corps vitré ;
8° Amblyopie toxique.

Pour tirer de ces symptômes toute la valeur qu'ils
comportent, il faut non-seulement interroger avec soin
la vision centrale et la vision périphérique, les phosphènes, etc., mais il importe également de savoir : 1° si
l'affection siége dans un seul œil ou dans les deux yeux ;
2° si la perte de la vision est survenue brusquement ou
lentement.

En effet, l'amblyopie monoculaire est en quelque
sorte compatible avec certaines affections, incompati-
bles avec d'autres. Il en est de même d'un début rapide
ou lent. En voici quelques exemples :

<table>
<tr><td>

AFFECTIONS MONOCULAIRES

1° Embolie de l'artère centrale.
2° Apoplexie de la macula.
3° Décollement de la rétine.
4° Apoplexie du corps vitré.

</td><td>

AFFECTIONS BINOCULAIRES.

1° Atrophie progressive.
2° Névrites optiques cérébrales.
3° Rétinite pigmentaire.
4° Rétinite albuminurique, etc.

</td></tr>
<tr><td>

AFFECTIONS A DÉBUT RAPIDE.

1° Les affections monoculaires signalées plus haut.
2° Toutes les affections de la macula en général.
3° Certaines névrites optiques cérébrales.

</td><td>

AFFECTIONS A DÉBUT LENT.

1° Atrophie de la papille.
2° Les rétinites en général.
3° Les choroïdites en général.

</td></tr>
</table>

Certains symptômes fonctionnels sont presque d'emblée pathognomoniques. Ainsi la perte du champ visuel supérieur chez un myope, signifie presque toujours décollement de la rétine. Son rétrécissement concentrique avec conservation de la vision centrale veut dire rétinite pigmentaire ou quelquefois glaucome.

Mais c'est surtout d'après la manière dont ces différents signes se combinent entre eux ou s'excluent réciproquement qu'on arrive à préciser le diagnostic. Ainsi, nous verrons plus loin (embolie) comment l'analyse des symptômes fonctionnels suffit, elle seule, à distinguer l'une de l'autre, les différentes affections dans lesquelles il y a perte subite et immédiate de la vision dans un seul œil.

Ajoutons enfin que ces symptômes empêchent souvent de s'égarer un diagnostic fait exclusivement avec l'ophthalmoscope, par des personnes inexpérimentées. Ainsi la conservation de la vision centrale ne permettra pas de prendre la pâleur de certaines papilles physiologiques pour un commencement d'atrophie, les plaques fibreuses de la rétine pour une exsudation, la coloration rouge de la macula pour une hémorrhagie de cette région.

Valeur des symptômes ophthalmoscopiques.

— Nous n'avons pas besoin d'insister sur leur importance. Ce sont eux qui donnent une certitude complète au diagnostic et qui établissent la distinction entre les altérations des membranes profondes et les amblyopies ou amauroses proprement dites.

Pour les étudier méthodiquement, nous conseillons de toujours commencer par l'éclairage latéral, qui renseigne sur la transparence des milieux réfringents. On éclaire ensuite l'œil avec le miroir et on cherche immédiatement à reconnaître l'état de sa réfraction. On en fait ensuite l'examen à l'image renversée, puis à l'image droite, s'il en est besoin, pour constater les plus délicates altérations des membranes profondes.

IIIe PARTIE

DES AFFECTIONS PROFONDES DE L'ŒIL

L'objet de cette étude comprend :

1° Les affections du nerf optique;
2°   —   de la rétine;
3°   —   de la choroïde;
4°   —   du corps vitré;
5° Les amblyopies et amauroses proprement dites;
6° Le diagnostic ophthalmoscopique des troubles de la réfraction.

CHAPITRE I

NERF OPTIQUE ET RÉTINE

ARTICLE I

NERF OPTIQUE.

Aspect ophthalmoscopique. — La papille est l'extrémité intra-oculaire du nerf optique, dont elle représente en quelque sorte la coupe.

Forme. Aspect. — Elle se présente sous la forme d'un disque arrondi ou d'un ovale à grand axe vertical, dont la coloration blanc-rosé tranche vigoureusement sur le fond rouge de l'œil, et dont le centre est le point d'émergence des vaisseaux rétiniens.

Situation. — Elle est située à 3 millim. 1/2 ou 4 millim. en dedans de l'axe antéro-postérieur de l'œil, et environ à 1 millim. au-dessous.

Coloration. — La papille présente une coloration nuancée de rose qui varie un peu selon les individus, et n'est pas partout uniforme. Ainsi la partie centrale est tout à fait blanche, par suite d'une petite dépression physiologique qu'elle présente à ce niveau. La moitié interne, vue à l'image renversée, paraît également un peu plus blanche que la moitié externe, à cause d'une inégale distribution des vaisseaux capillaires. Ce fait est très-important, car on pourrait prendre à tort l'aspect blanchâtre de la moitié interne pour un commencement d'atrophie.

Contour. — Son contour est net, bien limité, encadré quelquefois d'une petite quantité de pigment. Dans certains cas, il est entouré d'un petit anneau blanchâtre, dû à ce que le trou choroïdien est plus grand que le trou sclérotical et permet de voir la coloration blanche de la sclérotique tout autour du nerf optique.

Grandeur. — Le diamètre réel de la papille est de 2 millimètres.

Sa grandeur apparente dépend : 1° du numéro de la

lentille dont on se sert; 2° de l'état de réfraction de
l'œil observé; 3° du procédé d'examen par l'image renversée ou par l'image droite. En effet :

1° Plus la lentille dont on se sert est forte, plus elle
concentre les rayons lumineux dans un petit espace et
plus l'image est petite et bien éclairée.

2° Nous avons vu (plus haut) que de toutes les papilles,
c'est celle de l'œil myope qui paraît la plus petite et
celle de l'œil hypermétrope la plus grande.

3° Avec le procédé par l'image renversée, la papille paraît quatre à cinq fois plus grosse qu'elle n'est en réalité. L'image droite donne un grossissement de 14 diamètres environ.

Vaisseaux. — Les vaisseaux nourriciers de la papille,
ceux qui lui donnent sa teinte rosée, sont les vaisseaux
capillaires. Les plus nombreux lui viennent des artères
du cerveau, par l'intermédiaire des gaînes du nerf optique; d'autres lui sont fournis par les vaisseaux ciliaires
postérieurs (Leber); quelques-uns enfin lui viennent des
vaisseaux centraux (Sappey).

Les gros vaisseaux qui émergent de son centre sont
surtout destinés à la rétine. Ce sont l'artère et la veine
centrale.

L'artère centrale naît de l'ophthalmique. Arrivée sur
la papille, elle se sépare en deux branches : l'une supérieure et l'autre inférieure. Lorsque ces branches ont
atteint la périphérie de la papille, elles se divisent de
nouveau puis se subdivisent, mais sans s'anastomoser
entre elles ni avec les vaisseaux de la choroïde.

La veine centrale se divise dans l'intérieur même du
nerf optique, de sorte qu'elle apparaît sur la papille sous

la forme de deux ou plusieurs branches se subdivisant à la façon des artères.

Différences entre ces vaisseaux et ceux de la choroïde. — Cette distinction est facile. Les vaisseaux rétiniens émergent de la papille, se dessinent en relief, ont une belle coloration rouge, présentent des ramifications régulièrement arborescentes, ont le double contour. Ce phénomène tient à ce que la lumière, traversant mieux le centre du vaisseau que ses bords, fait paraître ceux-ci beaucoup plus foncés.

Les vaisseaux choroïdiens ne sont pas toujours apparents. Ils se présentent sous forme de traînées aplaties, rougeâtres, s'entre-croisant en divers sens et d'une façon tout à fait irrégulière, et n'offrent pas l'apparence du double contour.

Différences entre les artères et les veines. Pulsations. — Les artères sont plus petites, plus superficielles que les veines au-devant desquelles elles passent souvent, moins flexueuses, d'une couleur moins foncée. Elles présentent plus souvent que les veines le phénomène du double contour. Leurs pulsations spontanées sont toujours pathologiques.

Les veines sont grosses, sinueuses, d'un rouge plus sombre, présentent rarement un double contour. Leurs pulsations spontanées sont physiologiques.

Ces pulsations constituent un phénomène très-remarquable. Le pouls veineux vient après le pouls radial. Il n'est pas continu; il existe surtout chez les personnes dont la circulation vient d'être accélérée par la marche. Une légère pression du globe avec le doigt le provoque facilement. Lorsqu'il existe, il n'est appréciable que sur la papille, au point d'émergence des grosses veines.

En voici l'explication :

Lorsque le cœur se contracte, les vaisseaux artériels de l'œil reçoivent une plus grande quantité de sang. Le corps vitré en éprouve une certaine compression et comprime à son tour les veines qui deviennent plus petites. Aussitôt la systole du cœur terminée, elles paraissent se dilater et reprendre leur calibre normal.

Quant aux pulsations artérielles, on peut les faire naître en pressant assez fortement l'œil avec le doigt ; mais lorsqu'elles sont spontanées, elles sont toujours pathologiques et tiennent à une pression intra-oculaire exagérée (glaucome). Sous l'influence de cette pression, le calibre de l'artère diminue et peut même s'effacer complétement ; mais arrive l'ondée sanguine envoyée par la systole cardiaque qui écarte au-devant d'elle les parois affaissées du vaisseau et rétablit son calibre.

Ces pulsations ne sont également visibles que sur la papille.

Papille avec excavation physiologique. — Nous venons de décrire la papille normale. La variété suivante s'éloigne plus ou moins du type classique, sans cesser d'être physiologique.

On sait que toute papille présente une très-petite dépression centrale vers le point d'émergence des gros vaisseaux. Dans certains cas, cette dépression est assez considérable pour occuper le quart ou même la moitié du disque. On dit alors qu'il y a excavation physiologique.

Cette excavation présente les caractères suivants :

1° Toute la partie excavée est blanche.

2° A son niveau, les vaisseaux rétiniens paraissent

plus profondément situés que sur le reste du disque. On voit la courbe qu'ils forment pour sortir de l'excavation dont ils suivent la pente. Si celle-ci est à pic, ce qui est très-rare, on les voit former de véritables crochets.

3° Le reste de la papille a sa coloration normale.

4° La vision reste parfaite.

Nous verrons plus loin (excavation glaucomateuse) le moyen de ne pas confondre cette excavation physiologique avec les diverses excavations pathologiques.

ARTICLE II

RÉTINE

Aspect ophthalmoscopique. — La rétine est invisible, tant sa transparence est parfaite. Nous ne voyons que ses vaisseaux.

Toutefois, dans certains yeux très-pigmentés, elle réfléchit une certaine quantité de lumière et présente, au voisinage de la papille, là où elle a son maximum d'épaisseur, une apparence striée légèrement grisâtre, qu'il ne faut pas prendre pour un état pathologique.

Plaques fibreuses. — Une autre opacité de la rétine également physiologique est constituée par la présence des plaques fibreuses congénitales.

Ce sont des taches blanches, souvent très-étendues, situées de préférence sur le côté externe de la papille à l'image renversée, mais pouvant l'entourer complétement. Voici leurs principaux caractères : 1° elles ont une apparence striée; 2° leurs contours sont très-irréguliers et environnés d'une rétine saine; 3° elles empiè-

tent souvent sur la papille elle-même ; 4° elles masquent
les vaisseaux rétiniens ; 5° elles n'ont aucune influence
sur la vision.

Toutefois, dans certains cas elles simulent des exsudats de la rétine, avec lesquels il est important de les
diagnostiquer (voir *Rétinite exsudative*).

NATURE. — Dans le nerf optique, les fibres nerveuses
sont entourées d'un névrilème dont elles se dépouillent
au niveau de la lame criblée. Dans certains cas, elles
conservent cette enveloppe qui est opaque. Cet état se
rencontre constamment chez certains animaux, tels que
les lapins, et constitue les plaques fibreuses de la rétine.

Macula. — La macula ou tache jaune est la partie
centrale de la rétine.

Cette région a la forme d'un ovale à grand axe horizontal, mesurant 2 millimètres. Elle est située environ
à 4 millimètres en dehors du centre de la papille, selon
Wecker.

Son aspect est variable. Le plus souvent elle ne se
distingue en rien du reste de la rétine. Quelquefois elle
se présente sous la forme d'une petite tache d'un rouge
plus foncé que les parties voisines. Chez certains enfants elle paraît entourée d'un petit anneau blanchâtre
ovalaire, dû à une illusion d'optique.

On explore la région de la macula à l'image droite et
à l'image renversée.

A l'image droite, le malade doit regarder directement
en face de lui et fixer le trou même de l'ophthalmoscope.

A l'image renversée, il faut chercher d'abord la papille qui sert de point de repère. La macula se trouve alors sur une ligne tangente au bord supérieur de la papille, en dedans de celle-ci et à une distance presque égale à deux de ses diamètres.

CHAPITRE II

DES AFFECTIONS DU NERF OPTIQUE

Nous avons à étudier ici :
1° La congestion de la papille ;
2° Son atrophie ;
3° Son excavation pathologique ;
4° La névrite optique et névro-rétinite ;
5° L'embolie de l'artère centrale ;
6° Les tumeurs du nerf optique.

ARTICLE I

CONGESTION DE LA PAPILLE

En tant que maladie distincte, isolée, la congestion de la papille est niée par beaucoup d'ophthalmologistes, et, en effet, ce que l'on est tenté quelquefois de prendre pour de l'hypérémie, n'est qu'une variété de l'état phy-siologique.

Mais la congestion symptomatique de la papille est

très-fréquente. Elle existe dans certains états conges-
tifs du cerveau, ainsi que dans les rétinites et dans
beaucoup de choroïdites, etc., et à ce titre elle ne constitue qu'un symptôme secondaire, que nous retrouve-
rons dans une foule d'affections des membranes profondes de l'œil.

ARTICLE II

DES ATROPHIES DE LA PAPILLE.

Une papille atrophiée est une papille qui a perdu ses
propriétés fonctionnelles et qui est devenue complète-
ment blanche, par suite de la disparition de ses vaisseaux capillaires.

Variétés. — L'atrophie de la papille est symptomatique des affections les plus diverses. Autant de genres de
causes, autant de variétés d'atrophie ayant des caractères spéciaux. C'est pourquoi on doit distinguer avec
M. Galezowski :

1° L'atrophie progressive ;
2°   —   consécutive à la névrite optique ;
3°   —   consécutive à l'embolie de l'artère cen-
                    trale ;
4°   —   consécutive à la rétinite pigmentaire ;
5°   —   glaucomateuse.

1° Atrophie progressive. — C'est la forme classique et la variété la plus commune.

1° SYMPTÔMES FONCTIONNELS. — Aucun d'eux n'est pathognomonique, mais leur ensemble est assez caractéristique pour permettre d'établir un diagnostic de probabilité :

1° *Début.* — Lent, insidieux, annoncé par une sorte de brouillard uniforme qui voile les objets.

2° *Vision centrale.* — Considérablement affaiblie. Dès les premiers mois, le malade ne peut plus lire que les gros caractères et sa vue va s'affaiblissant jusqu'à ce qu'arrive la cécité.

3° *Vision périphérique.* — Conservée au début ; se rétrécit à la longue d'une façon irrégulièrement concentrique.

4° *Nyctalopie.* — Le malade voit mieux le soir qu'en plein jour, où il est comme ébloui par la lumière.

5° *Daltonisme.* — Il ne distingue plus les couleurs, si ce n'est le jaune et le bleu, dont la perception dure pendant assez longtemps.

6° *Photopsies et chrupsies.* — Elles sont rares. Les phosphènes se perdent peu à peu.

7° *Marche* constamment progressive de la maladie.

8° *Affection pvesque toujours binoculaire.* — Les deux yeux sont atteints, ordinairement à peu d'intervalle, mais à un degré inégal, l'un restant plus faible que l'autre

9° *Myosis.* — La papille est très-resserrée si la cause est spinale, plutôt dilatée dans les autres cas. Elle réagit de moins en moins sous l'influence de la lumière, mais ce n'est pas constant.

10° *Symptômes généraux.* On retrouve souvent les symptômes d'une affection spinale ou cérébrale, dont l'atrophie est ordinairement symptomatique, à savoir : les douleurs fulgurantes, la perte de sensation du sol,

la diplopie, les vertiges, la céphalalgie, la perte de mé-
moire, etc.

2° Symptômes ophthalmoscopiqdes. — 1° *Décoloration*.
L'aspect blanchâtre de la papille est le symptôme pathognomonique. Une papille atrophiée conserve la même
forme, la même grandeur qu'à l'état physiologique, mais
elle perd sa coloration rosée pour revêtir un aspect
blanc nacré, ou blanc bleuâtre.

2° *Perte de transparence*. — En même temps elle devient opaque; on ne voit plus une partie du trajet intra-
nerveux des vaisseaux rétiniens.

3° *État des gros vaisseaux*. — Ceux-ci venant de l'ophthalmique et étant spécialement destinés à la rétine,
conservent pendant fort longtemps leur volume normal.
Les véritables vaisseaux nourriciers de la papille étant
les vaisseaux capillaires, qui lui viennent surtout des
artères cérébrales, par l'intermédiaire des enveloppes du
nerf, ce sont ceux-ci qui s'atrophient les premiers et
qui produisent l'aspect blanchâtre caractéristique.

4° *Excavation atrophique*. — Le tissu de la papille
atrophiée étant devenu un peu moins résistant, se laisse
légèrement refouler par la pression intra-oculaire. De
là une légère incurvation que prennent les gros vaisseaux, au niveau de l'anneau sclérotical, mais cela est
souvent à peine appréciable.

Anatomie pathologique. — L'altération du nerf optique
se présente sous la forme d'une induration grise, débu-
tant d'ordinaire par la papille et s'étendant ensuite jusqu'aux bandelettes optiques et aux corps genouillés.
Histologiquement elle est constituée par la métamor-

phose fibrillaire de la névroglie, et la disparition du cylindre de myéline et du cylinder axis des fibres nerveuses (Charcot).

Causes. — Elles sont :

1° *Spinales.* — L'ataxie locomotrice progressive est la cause la plus fréquente. Quelle relation y a-t-il entre ces deux affections? Les recherches modernes ont démontré que la dégénérescence grise est une altération qui a tendance à se montrer par foyers multiples, n'ayant entre eux aucune connexion directe. Elle atteint les nerfs optiques, en même temps et au même titre que la moelle et l'encéphale, et quelquefois même plusieurs années avant que les centres nerveux ne soient eux-mêmes atteints (Charcot).

On a cherché dans l'aspect de la papille des caractères propres à faire différencier l'atrophie tabétique des autres variétés d'atrophie progressive. On a noté surtout : 1° l'aspect blanc bleuâtre de la papille; 2° la conservation du calibre des gros vaisseaux; 3° l'absence d'excavation atrophique, parce que le tissu cellulaire se substitue ici au tissu nerveux, tandis que dans les autres variétés le tissu nerveux disparaît purement et simplement. Une myosis considérable et la présence de douleurs fulgurantes constituent de meilleurs symptômes, plus faciles à reconnaître.

2° *Cérébrales.* — Citons en particulier la dégénérescence athéromateuse des vaisseaux de l'encéphale et toutes les affections chroniques des bandelettes optiques, des tubercules quadrijumeaux (sclérose, ramolissement). Les tumeurs cérébrales donnent lieu à la névrite optique, plutôt qu'à l'atrophie progressive.

3° *Constitutionnelles*. — Signalons ici certaines altérations du sang, telles que : la syphilis, la glycosurie, l'intoxication palustre, alcoolique, nicotinique, etc.

Il est impossible d'assigner des caractères précis à ces espèces. C'est en interrogeant avec soin l'état général, et en procédant par élimination, qu'on arrivera à la connaissance de la cause. Nous recommandons de faire toujours l'analyse de l'urine, à cause de l'influence du diabète. L'atrophie syphilitique a une marche très-rapide; l'atrophie alcoolique est rare.

4° *Orbitaires*. — Les tumeurs de l'orbite (exostoses, kystes, carcinomes, etc.), peuvent déterminer l'atrophie par compression du nerf. Cette atrophie est alors monoculaire, accompagnée d'exophthalmie, souvent de paralysies de certains muscles de l'œil.

5° *Oculaires*. — L'atrophie de la papille peut succéder à une choroïdite. Elle est alors caractérisée par la diminution des vaisseaux centraux, à l'inverse de ce qui a lieu dans l'atrophie tabétique.

6° *Traumatiques*. — Les coups, les chutes sur la tête, sont une cause assez fréquente d'atrophie, soit monoculaire, soit binoculaire.

7° *Causes réflexes*. — On a aussi signalé l'influence des affections gastro-intestinales chroniques et des diarrhées rebelles sur la production de l'atrophie.

2° **Atrophie consécutive à la névrite optique.**

1° Symptômes fonctionnels. — Ils sont les mêmes que ceux de l'atrophie progressive, dont ils ne diffèrent que :

1° Par le mode de début qui est celui de la névrite, et qui peut être rapide ou lent selon les cas.

2° Par l'état stationnaire de l'atrophie qui, une fois déclarée, peut s'arrêter dans sa marche, si la maladie qui lui a donné naissance est elle-même guérie.

2° Symptômes ophthalmoscopiques. — Ils sont caractéristiques, mais ils exigent quelquefois une certaine délicatesse d'observation :

1° La papille est blanche, mais souvent d'un blanc sale. Elle reste un peu saillante, opaque, ne laissant pas voir la lame criblée, le point d'émergence des vaisseaux.

2° Ses contours ne sont pas nets, comme dans la variété précédente : ils sont légèrement voilés, parce que les traces de l'inflammation persistent pendant fort longtemps.

3° Les veines de la rétine restent grosses, tortueuses.

4° Parfois quelques exsudations non encore disparues, se remarquent le long des gros vaisseaux.

5° Au voisinage de la papille, la choroïde présente quelquefois de très-petites taches atrophiques, dues à la compression de son tissu, pendant l'existence de la névrite. C'est un bon signe quand il existe, car il éveille de suite l'attention.

3° Atrophie consécutive à l'embolie de l'artère centrale.

1° Symptômes fonctionnels. — Ce sont les plus importants :

1° Le début est brusque; 2° L'œil atteint est frappé de

cécité soudaine, immédiate et le plus souvent définitive;

5° L'affection reste toujours limitée à un seul œil.

2° Symptômes ophthalmoscopiques.

1° Aspect blanc nacré de la papille, deux ou trois
mois déjà après le début de l'affection.

2° Amincissement des gros vaisseaux; contours de
la papille légèrement voilés. Souvent l'aspect est exactement le même que celui de l'atrophie progressive et le
diagnostic ne se fait que grâce au mode de début et à
la localisation de l'atrophie dans un seul œil.

**4° Atrophie consécutive à la rétinite pigmen-
taire.**

1° Symptômes fonctionnels. — Ils diffèrent de ceux de
l'atrophie progressive sous ces deux rapports :

1° La vision périphérique se perd ici avant la vision
centrale, de sorte que le malade peut quelquefois encore
lire, alors qu'il ne saurait se conduire dans la rue.

2° L'héméralopie remplace la nyctalopie et constitue
l'un des premiers symptômes de l'affection.

2° Symptômes ophthalmoscopiques.

1° Papille blanche.

2° Vaisseaux centraux toujours considérablement di-
minués de volume, filiformes.

3° Taches noires pigmentaires le long des gros vaisseaux de la rétine, surtout dans la région de l'ora serrata.

5° **Atrophie glaucomateuse.**

1° SYMPTÔMES FONCTIONNELS.

1° Le début est quelquefois précédé d'accès de glaucome aigu ; d'autres fois, il est lent et insidieux.

2° La vision centrale s'affaiblit peu à peu, mais survit parfois un certain temps à la vision périphérique.

3° La vision périphérique commence presque toujours à rétrécir par la moitié interne ; puis le rétrécissement devient ensuite concentrique.

2° SYMPTÔMES OPHTHALMOSCOPIQUES.

1° Papille blanche et excavée dans toute son étendue.

2° Les gros vaisseaux forment des crochets caractéristiques au sortir de l'excavation , c'est-à-dire à la périphérie de la papille.

3° Celle-ci est très-souvent entourée d'un petit cercle blanc, dû à une atrophie choroïdienne.

4° L'artère centrale est souvent le siége de pulsations spontanées.

DIAGNOSTIC. — Il faut reconnaître : 1° l'existence de l'atrophie ; 2° Sa variété.

1° EXISTENCE DE L'ATROPHIE. — Elle est mise hors de doute par l'ensemble des symptômes fonctionnels et surtout par l'aspect blanchâtre de la papille qui est caractéristique dans toutes les variétés d'atrophie.

1° *Amblyopie toxique.* — Toutefois au début, lorsque la blancheur de la papille est encore incomplète ou douteuse, on pourrait confondre l'atrophie progressive commençante avec l'amblyopie toxique, car celle-ci offre à peu près les mêmes symptômes fonctionnels et ne présente également aucune lésion ophthalmoscopique.

On se basera sur les différences suivantes :

Dans l'amblyopie toxique : 1° le début est plus rapide et le malade arrive plns vite à ne pouvoir lire que les caractères 10 ou 15 de l'échelle ; 2° la marche de la maladie est stationnaire, présente des intermittences ; 3° le daltonisme existe surtout pour les objets brillants, le malade ne pouvant plus distinguer l'or de l'argent ; 4° les deux yeux sont atteints comme dans l'atrophie, mais toujours au même degré (très-bon caractère) ; 5° il y a des symptômes généraux d'alcoolisme chronique : pituite, tremblement des membres, cauchemars, hallucinations, etc.

2° *Papille physiologique pâle.* — Un peu plus tard, on pourrait croire atrophiées des papilles physiologiques un peu plus pâles que d'habitude, ou des papilles entourées d'un staphylôme postérieur méconnu et dont la coloration blanche, prise pour celle de la papille, pourrait induire en erreur.

Il suffit de faire lire le malade et d'interroger sa fonction visuelle pour éviter toute erreur.

2° Variété de l'atrophie. — Le tableau suivant, dans lequel nous avons résumé les principaux signes des différentes variétés d'atrophie, permettra d'arriver rapidement au diagnostic.

VARIÉTÉS DE L'ATROPHIE.

1° ATROPHIE PROGRESSIVE.	2° SUITE DE NÉVRITE OPTIQUE.	3° SUITE D'EMBOLIE.	4° SUITE DE RÉTINITE PIGMENTAIRE.	5° ATROPHIE GLAUCOMATEUSE.
SYMPT. FONCTIONNELS.				
1° Début lent (3 à 4 mois.	1° Début rapide ou lent, selon les cas.	1° Début subit, instantané.	1° Début très-lent (plusieurs années).	1° Début succédant souvent à des attaques de glaucome; lent, insidieux, dans le glaucome simple.
2° La vision centrale se perd la première et progressivement jusqu'à la cécité, qui est presque fatale.	2° L'affaiblissement visuel, arrivé à un certain degré, peut rester stationnaire.	2° Perte immédiate de la vision, au point que le malade peut à peine distinguer le jour de la nuit.	2° La vision centrale se perd peu à peu, mais toujours après la vision périphérique.	2° La vision centrale s'éteint peu à peu, et quelquefois après la vision périphérique.
3° Rétrécissement irrégulier de la vision périphérique arrivant dans les dernières périodes.	3° Idem.	3° Perte immédiate du champ visuel : au bout de quelques jours, une petite éclaircie apparaît du côté externe.	3° La vision périphérique se perd la première d'une façon régulièrement concentrique.	3° La vision périphérique commence à se perdre par sa moitié interne ou nasale.
4° Nyctalopie.	4° Idem.	4° ——	4° Héméralopie.	4° Nyctalopie.
5° Marche continuellement progressive.	5° Marche progressive, mais quelquefois stationnaire.	5° La cécité soudaine est ordinairement définitive.	5° Marche extrêmement lente.	5° Marche progressive : peut être arrêtée par l'iridectomie dans certains cas.
6° Affection binoculaire.	6° Binoculaire, lorsque la cause est cérébrale.	6° Monoculaire.	6° Binoculaire.	6° Binoculaire.
7° Symptômes fréquents d'une affection spinale ou cérébrale.	7° Symptômes d'une affection cérébrale.	7° Symptômes d'une maladie du cœur.	7° ——	7° ——
SYMPT. OPHTHALMOSCOPIQUES.				
Papille blanc-nacré. Contours nets. — Les gros vaisseaux conservent longtemps leur calibre normal.	Papille blanc-sale. Contours voilés. Artères fines. Veines grosses, tortueuses.	Ses caractères sont ceux de l'atrophie progressive.	Papille blanche. — État filiforme des gros vaisseaux. Taches noires pigmentaires le long de leur trajet.	Papille blanche et excavée. — Crochets des gros vaisseaux à la périphérie de la papille. Pouls artériel. Atrophie choroïdienne péripapillaire.

Pronostic. — L'atrophie progressive de la papille est très-grave, ainsi que celle qui est due à la rétinite pigmentaire.

L'atrophie consécutive à une névrite optique peut rester stationnaire. Celle qui est engendrée par le glaucome peut être enrayée par l'iridectomie. L'atrophie due à l'embolie, restant monoculaire, est moins grave que les autres.

Traitement : 1° *Local.* — Révulsifs. Vésicatoires volants à la nuque. Friction sur les tempes avec de l'huile phosphorée, de la pommade à la strychnine.

2° *Général.* — Dans l'atrophie tabétique, on conseille les pilules de nitrate d'argent, l'iodure et le bromure de potassium, les préparations arsenicales, l'hydrothérapie, l'électricité, les bains sulfureux, les pointes de feu sur le rachis.

Le traitement mercuriel est indiqué si la cause est syphilitique, ainsi que le traitement tonique, s'il y a débilité de l'organisme.

L'usage des vomitifs a donné des succès dans des cas où la maladie semblait tenir à une affection gastro-intestinale.

ARTICLE III

EXCAVATION GLAUCOMATEUSE DE LA PAPILLE

Lorsque la pression intra-oculaire est exagérée et s'exerce d'une façon lente et continue, la papille, qui est la partie de l'œil la moins résistante, se laisse déprimer et refouler en arrière jusqu'au niveau de la sclérotique et même au delà. On dit alors qu'il y a excavation glaucomateuse de la papille.

1° Symptômes fonctionnels.

1° *Début*. — L'excavation succède à des attaques répétées de glaucome aigu, ou n'arrive qu'à la longue et insidieusement dans le glaucome chronique.

2° *Vision centrale*. — Elle se perd souvent en même temps que le champ visuel. Dans certains cas rares, elle semble lui survivre, et l'on trouve des malades capables de lire d'assez fins caractères, qui ne peuvent se conduire, tant leur champ visuel est étroit.

3° *Vision périphérique*. — Dès les premières périodes de l'affection, le champ visuel commence toujours à se rétrécir par sa partie interne, de sorte que le malade voit moins du côté nasal que du côté temporal ou externe. Cela tient à ce que c'est la partie la plus externe de la papille, celle qui est la plus voisine de la macula, qui s'atrophie la première, car les gros vaisseaux sont refoulés vers la partie interne et protégent davantage celle-ci contre la compression.

Le rétrécissement envahit ensuite les parties supérieure et inférieure et enfin le champ visuel tout entier.

4° *Photopsies*. — Elles sont fréquentes et provoquées par la compression de la rétine.

5° *Tension intra-oculaire augmentée*. — On la constate par la palpation de l'œil, qui paraît quelquefois aussi dur qu'une bille de marbre. On peut aussi faire usage d'instruments spéciaux construits à cet effet.

6° *Affection ordinairement binoculaire.*

2° Symptômes ophthalmoscopiques.

1° La papille est blanche, atrophiée par suite de la compression qu'elle subit. La lame criblée est très-apparente.

2° L'excavation est toujours totale, s'étendant à toute la surface du disque optique. Ses bords sont taillés à pic.

3° Au pourtour de la papille, les vaisseaux rétiniens semblent coupés, interrompus ou forment des crochets caractéristiques (fig. 10).

Il est facile de comprendre leur formation. Soit AB et AB′ les branches de l'artère centrale. On les voit très-bien dans le fond de l'excavation qu'elles tapissent; mais lorsqu'elles on suivent les

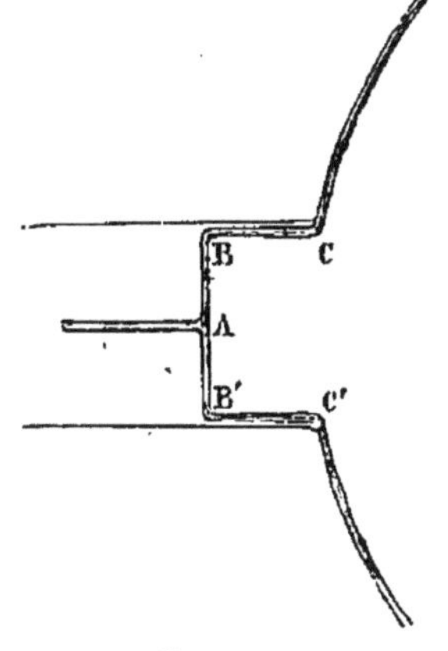

Fig. 10.

parois latérales, elles disparaissent dans la direction BC et B′C′ pour reparaître tout d'un coup aux points C et C′ sous la forme d'une courbe ou d'un crochet, dont la concavité embrasse l'anneau sclérotical.

Quant à la veine, comme elle se divise avant l'artère, ses branches sont refoulées par le bouchon du corps vitré qui remplit l'excavation, et on ne les voit apparaître qu'à la périphérie de la papille.

4° La compression exercée sur les vaisseaux fait paraître les artères minces et les veines grosses. Ces divers vaisseaux sont refoulés en dedans sur la papille, de sorte qu'à l'image renversée, la moitié interne de l'excavation semble complétement dépourvue de vaisseaux.

5° En imprimant de légers mouvements à la lentille, on voit que les vaisseaux situés sur les bords de l'excavation semblent se déplacer beaucoup plus que ceux du fond et indépendamment d'eux. Ce déplacement parallactique est d'autant plus prononcé que la différence de niveau est plus notable.

6° La papille paraît souvent entourée d'un anneau blanc plus ou moins large, dû à une atrophie choroïdienne produite par l'excès de pression intra-oculaire.

7° On constate fréquemment des pulsations spontanées dans l'artère centrale. En tout cas, la moindre pression de l'œil les provoque. Ce signe est pathognomonique.

DIAGNOSTIC. — On ne confondra pas l'excavation glaucomateuse :

1° *Avec l'excavation physiologique.* — En effet, celle-ci est toujours partielle — ne s'étend jamais à toute la surface de la papille, de sorte qu'une portion de celle-ci, sous forme d'anneau plus ou moins large, conserve toujours sa coloration rosée.

2° Si les vaisseaux forment crochet, ce qui est ici très-rare, ce n'est jamais à la périphérie de la papille mais à une certaine distance de celle-ci.

3° Si on divise la papille en deux moitiés par une ligne verticale imaginaire, on verra que chacune des moitiés est recouverte de vaisseaux.

4° Jamais de pouls artériel spontané.

5° Jamais de trouble visuel.

2° *Avec l'excavation atrophique.* — Celle-ci est à peine appréciable. Ici les vaisseaux ne forment jamais de crochets, mais un simple mouvement d'incurvation au niveau de la périphérie de la papille.

3° *Avec une atrophie survenant dans une papille présentant l'excavation physiologique.* — La difficulté peut quelquefois être très-considérable; toutefois, la présence du pouls artériel lèvera tous les doutes.

Traitement. — Celui du glaucome.

ARTICLE IV

NÉVRITE OPTIQUE ET NÉVRO-RÉTINITE

La névrite optique est l'inflammation de la papille. Lorsque cette inflammation s'étend en même temps sur la rétine avoisinante, jusqu'à deux ou trois fois le diamètre de la papille, l'affection prend le nom de névro-rétinite ou de périnévrite.

1° Symptômes fonctionnels. — Ils ne peuvent servir à faire un diagnostic de probabilité que dans les cas très-accentués.

Début. — Il est en général très-rapide si la cause est cérébrale et située dans le voisinage des nerfs ou des bandelettes optiques: Il est plus ou moins lent dans les autres cas.

2° *Vision centrale.* — Elle peut être abolie en quelques

heures ou en quelques jours. Inversement, elle peut être simplement affaiblie à un degré variable, qui n'est même souvent pas proportionnel avec les désordres révélés par l'examen ophthalmoscopique. Cela dépend du siége des lésions par rapport à la macula et du degré de compression et d'altération des éléments nerveux de la rétine.

3° *Vision périphérique.* — Elle suit les mêmes variations que la vision centrale.

4° *Photopsies.* — Fréquentes par suite de la compression de la rétine.

5° *Douleur.* — Le malade éprouve une douleur dans le fond de l'orbite, par suite de la compression des filets nerveux contenus dans les gaînes du nerf optique.

6° *Affection toujours binoculaire.* — C'est une règle presque absolue, lorsque la cause est cérébrale. En effet l'inflammation d'un nerf optique se communique nécessairement à l'autre, lors de leur entre-croisement dans la chiasma.

7° *Mydriase.* — Elle est très-développée lorsque la cause est cérébrale. C'est l'inverse du myosis de l'atrophie progressive spinale.

8° *Symptômes cérébraux concomitants.* — Ce sont : la céphalalgie, des vomissements, des convulsions, des paralysies diverses, etc.

2° Symptômes ophthalmoscopiques.— Ce sont les seuls capables de faire reconnaître la maladie. Ils tiennent tous à l'augmentation de volume qu'éprouve la papille enflammée et au véritable étranglement qu'elle subit dans l'anneau sclérotical inextensible qui l'emprisonne.

1° *Augmentation de volume de la papille.* — La papille est tuméfiée. Son tissu déborde au delà des limites qui l'enserrent, pour s'étaler sur le plan de la rétine, de sorte que son volume paraît doublé ou triplé.

2° *Saillie de la papille.* — En même temps elle fait saillie dans l'intérieur de l'œil, de sorte que se trouvant plus rapprochée du cristallin, on peut voir son image droite avec le réflecteur, comme dans l'hypermétropie.

3° *Contour indistinct.* — Son contour, au lieu d'être net, est indistinct, irrégulier, effacé quelquefois par des exsudations qui se répandent aussi sur la rétine avoisinante, de sorte qu'on ne reconnaît plus la papille que par le point d'émergence des gros vaisseaux.

4° *Changement de coloration.* — La papille, quoique voilée, paraît souvent d'un rouge intense à cause du développement exagéré de tous ses vaisseaux capillaires.

5° *Changement survenu dans les gros vaisseaux.* — Les artères sont petites, filiformes, car l'étranglement de la papille ne permet plus au saug artériel d'y arriver en quantité normale. Pour la même raison, les veines sont au contraire grosses, flexueuses, variqueuses, car la circulation en retour est considérablement entravée. Ces gros vaisseaux sont quelquefois voilés, masqués par des exsudations, de sorte qu'ils disparaissent pendant une certaine partie de leur trajet et semblent coupés, divisés en tronçons.

6° *Intégrité des parties périphériques.* — A part la dilatation des veines, le reste de la rétine est dans un état de parfaite intégrité.

7° *Période atrophique.* — Après un certain temps arrive la phase régressive, dans laquelle tous les symptômes inflammatoires disparaissent pour faire place à ceux de l'atrophie de la papille.

Les symptômes que nous venons de décrire sont portés à leur maximum dans la névrite optique : ils sont moins accusés dans la névro-rétine ou périnévrite. Les troubles visuels sont également moins prononcés.

Causes. — Les causes sont :

1° *Cérébrales.* — Ce sont les plus fréquentes. L'observation démontre que les seules affections cérébrales capables de déterminer une névrite sont : 1° les méningites basilaires, simples ou tuberculeuses; 2° les encéphalites; 3° les diverses tumeurs du cerveau. C'est par les symptômes généraux et non par l'ophthalmoscope qu'on fera le diagnostic de la cause. C'est ensuite par les paralysies des divers nerfs crâniens qu'on fera le diagnostic du siége de la lésion.

2° *Orbitaires.* — Une tumeur quelconque siégeant dans l'orbite ou dans l'intérieur du nerf lui-même (rare) peut déterminer une névrite. Celle-ci est alors monoculaire, accompagnée d'exophthalmie et souvent de paralysies diverses des muscles de l'œil.

Lorsque la tumeur siége dans le nerf, la compression de l'artère centrale peut être telle, que le sang n'arrive à la rétine que pendant la systole ventriculaire. On constate alors l'existence du pouls artériel.

3° *Constitutionnelles.* — Citons ici : 1° l'albuminurie; 2° la syphilis.

Toutefois, dans l'albuminurie, les altérations s'éten-

4.

dent sur une si vaste étendue de la rétine, qu'on les décrit plutôt dans les rétinites.

4° *Causes indéterminées.* — Dans un certain nombre de cas, la cause est obscure. Il semble cependant qu'elle doive parfois être attribuée à un dérangement dans les fonctions utérines, à la masturbation, au rhumatisme, à un empoisonnement palustre, à l'infection purulente.

Pathogénie. — Pour expliquer le mode de production de la névrite dans les affections cérébrales, on a émis plusieurs théories :

1° *Théorie de la névrite descendante.* — Selon cette théorie l'inflammation gagne les bandelettes optiques et descend ensuite le long du nerf, jusqu'à la papille. Cela se comprend très-bien dans un cas de méningite, mais moins facilement s'il s'agit, par exemple, d'une tumeur située loin des expansions du nerf optique et sans trace d'inflammation voisine.

2° *Théorie de l'étranglement par stase veineuse.* — De Graefe pensait alors que, par suite de l'augmentation de pression crânienne exercée par la tumeur, la circulation se ralentit dans le sinus caverneux, puis dans les veines ophthalmiques, puis dans la veine centrale de la rétine. Il en résulte l'œdème du nerf optique, et comme celui-ci est emprisonné dans le trou sclérotical inextensible, il s'étrangle et s'enflamme. C'est ici que les symptômes ophthalmoscopiques sont portés à leur maximum et que la tuméfaction de la papille est énorme.

3° *Théorie de l'espace sous-vaginal* (Schmidt). — Il existe entre les deux gaînes du nerf optique un espace dit sous-vaginal, qui communique avec la cavité de l'ara-

clinoïde. Une augmentation dans la pression intra-crâ-
nienne peut donc faire refluer le liquide arachnoïdien
entre les deux gaînes, d'où la compression directe du
nerf et les accidents qui en dérivent.

Parmi ces diverses théories, c'est celle de la névrite descendante qui est la mieux établie et qui doit être in-
voquée dans la grande majorité des cas.

Diagnostic. — 1° Le diagnostic de la névrite optique ne
présente aucune difficulté. Quant à la névro-rétinite, on
ne la confondra pas avec une simple rétinite. Dans le
premier cas, les lésions sont limitées à la papille et à son
voisinage, jusqu'à deux ou trois fois son diamètre ; dans
le second cas, si la papille est également infiltrée et en-
gorgée, les lésions sont surtout nombreuses et multi-
pliées sur le reste de la rétine.

La rétinite, qui ressemble le plus dans certains cas à
une névro-rétinite, est certainement la rétinite albuminurique. Toutefois les apoplexies linéaires, la disposition
stellaire des taches graisseuses autour de la macula, et
l'analyse de l'urine ne permettent aucune méprise.

2° Le diagnostic de la cause est également facile. Les
névrites cérébrales ont un début rapide, sont binocu-
laires, offrent des lésions ophthalmoscopiques très-
accentuées, sont accompagnées de mydriase et de
symptômes cérébraux.

La névrite de cause orbitaire est monoculaire, accompagnée d'exophthalmie, de paralysies diverses des
muscles de l'œil.

La névrite syphilitique est ordinairement monoculaire. Elle succède d'habitude à une choroïdite ou à une ancienne iritis. Ainsi on trouve des synéchies postérieures,

des corps flottants dans le corps vitré, et souvent des manifestations syphilitiques générales.

Marche. — La névrite aboutit à l'atrophie des papilles, mais celle-ci peut rester incomplète et stationnaire si l'affection qui l'a causée est susceptible de guérison.

Pronostic. — Il est très-grave, surtout si la cause est cérébrale. Toutefois, certaines méningites et certaines tumeurs syphilitiques peuvent guérir. Aussi les cas les plus favorables sont ceux où l'affection peut être attribuée à la syphilis, à la dysménorrhée, etc.

Traitement. — Il dépend de la cause. Si celle-ci est cérébrale, il est ordinairement indiqué d'employer les émissions sanguines, les vésicatoires volants à la nuque, les frictions mercurielles, l'iodure de potassium, et enfin le chloral pour calmer la céphalalgie.
Si la cause est syphilitique, le traitement mixte devra être employé.

ARTICLE V

EMBOLIE DE L'ARTÈRE CENTRALE

Un caillot embolique, emporté par le torrent circulatoire, peut venir obstruer brusquement le tronc de l'artère centrale ou seulement une de ses branches. De là les deux variétés suivantes d'embolies :

1° Embolie complète ;
2° Embolie partielle (la plus rare).

1° Embolie complète.

1° Symptômes fonctionnels. — Ils sont très-caractéristiques :

1° *Début.* — Brusque, instantané, sans douleur.

2° *Vision centrale.* — Immédiatement abolie dans l'œil atteint, au point que le malade distingue à peine le jour de la nuit.

3° *Vision périphérique.* — Elle est également perdue, mais, au bout de quelques jours, une petite éclaircie à peine appréciable, se fait dans le champ visuel externe, probablement à cause du rétablissement d'une circulation collatérale.

4° *Phosphènes* perdus.

5° *Affection toujours monoculaire* et souvent accompagnée d'une maladie du cœur.

2° Symptômes ophthalmoscopiques. — Au début, on croirait souvent assister à l'explosion d'une véritable rétinite, à cause de l'infiltration de la papille et de la rétine consécutive à l'arrêt de la circulation :

1° *Papille.* — Elle est pâle. Son contour est indistinct, voilé par une infiltration séreuse.

2° *Rétine.* — Cette infiltration s'étend souvent sur une assez vaste étendue de la rétine et principalement tout autour de la macula, où elle semble finement pointillée. Elle est quelquefois entremêlée de petits foyers apoplectiques.

3° *Macula.* — Son aspect est assez caractéristique. Elle se présente sous la forme d'une tache rouge, simulant une tache hémorrhagique. Cela tient à ce que cette délicate région, échappant elle-même à l'infiltration, la coloration rouge normale de la choroïde fait contraste avec la teinte grisâtre des parties voisines infiltrées. Fano dit cependant avoir constaté dans la tache jaune une véritable hémorrhagie.

4° *Gros vaisseaux.* — Les artères sont filiformes, quelquefois exsangues, ce qui se lie très-bien avec l'idée qu'on se fait de leur oblitération. Dans certains cas, elles semblent avoir conservé leur calibre normal, probablement à cause du rétablissement de la circulation, lequel est cependant incapable de rendre à la rétine sa vie fonctionnelle.

Les veines, parfois retrécies au niveau de la papille, sont grosses, volumineuses à la périphérie. De Graefe y a signalé une anomalie de circulation fort curieuse mais très-rare. Certaines veines semblent divisées en tronçons, alternativement exsangues et remplis de sang, comme si la circulation s'y faisait par saccades.

5° *Période atrophique.* — Après un certain temps, toute infiltration de la rétine disparaît et on ne trouve plus que les signes de l'atrophie de la papille, qui est déjà complète au bout de deux à trois mois.

2° **Embolie partielle (rare).**

1.° Symptômes fonctionnels. — 1° Début brusque ;

2° Vision centrale assez bien conservée ;

3° Vision périphérique perdue du côté opposé à la branche oblitérée ;

4° Perte du phosphène correspondant au côté lesé.

2° Symptômes ophthalmoscopiques. — 1° La branche obstruée paraît vide de sang ;

2° Il y a infiltration de la rétine, dans tout le territoire desservi par la branche oblitérée.

ANATOMIE PATHOLOGIQUE. — Wirchow le premier a trouvé le corps du délit, sous la forme d'un caillot obstruant l'artère centrale.

Certains auteurs ont pensé que l'embolie siége plus fréquemment dans l'artère ophthalmique que dans l'artère centrale et oblitère, en même temps que celle-ci, un certain nombre de branches des artères ciliaires courtes postérieures. Ce fait paraît peu probable, car il y aurait en même temps de graves troubles de nutrition du côté de la choroïde qui paraît au contraire indemne.

Comment se rétablit la circulation dans les cas où cela semble avoir lieu? 1° par la désagrégation du caillot; 2° par les artères ciliaires courtes postérieurs qui forment autour du nerf optique un cercle vasculaire, dont certaines branches communiquent avec celles de l'artère centrale. Mais le rétablissement de la circulation n'est pas suivi du rétablissement de la vision, tant est délicate la rétine.

CAUSES. — L'embolie reconnaît pour cause un caillot fibrineux formé, soit dans le cœur soit en un point quelconque du système artériel, à la suite d'une endartérite, et transporté par le torrent circulatoire.

DIAGNOSTIC. — C'est la seule affection de l'œil où il y ait perte immédiate de la vision centrale, de la vision périphérique et de tous les phosphènes.

En effet, si nous interrogeons les autres maladies dans lesquelles il y a également perte soudaine. spontanée et sans douleur de la vision dans un seul œil, nous verrons que ces caractères ne se trouvent pas réunis, ainsi que l'indique ce tableau :

EMBOLIE.	LARGE APOPLEXIE DE LA MACULA.	DÉCOLLEMENT. DE LA RÉTINE.	APOPLEXIE DU CORPS VITRÉ.
1° Vision centrale subitement perdue dans l'œil atteint.	1° Idem.	1° Idem.	1° Idem.
2° Vision périphérique perdue.	2° — Conservée.	2° — perdue seulement dans la partie opposée au décollement, c'est-à-dire en haut le plus souvent.	2° — perdue.
3° Phosphènes abolis.	3° — conservés.	3° — abolis seulement dans la partie correspondant au décollement.	3° — conservés

1° Parmi les symptômes ophthalmoscopiques, l'altération de la macula est assez caractéristique. Toutefois, au début, l'infiltration de la papille et de la rétine pourrait, dans certains cas, faire penser à une rétinite; mais on est facilement rappelé au diagnostic exact par la soudaineté de l'affection et par la perte complète de la vision, ce qui n'a lieu dans aucun cas d'inflammation de la rétine.

2° Lorsqu'est survenue l'atrophie consécutive de la papille, nous avons vu comment on peut distinguer cette variété des autres espèces d'atrophie.

5° Quant au diagnostic de l'embolie partielle, il ne peut se faire d'une façon certaine que par l'aspect ophthalmoscopique du vaisseau obstrué.

PRONOSTIC. — L'œil atteint est un œil frappé à tout jamais de cécité, car les cas de guérison sont très-exceptionnels. La même affection n'atteint jamais l'autre œil, mais comme elle reconnaît souvent pour cause une affection du cœur, le pronostic en est d'autant aggravé.

TRAITEMENT. — On n'a pas de prise contre cette affection ; il faut surtout surveiller l'état cardiaque du malade.

ARTICLE VI

TUMEURS DU NERF OPTIQUE

Ces tumeurs sont rares. Les principales variétés sont : 1° les gliomes et glio-sarcomes ; 2° les tumeurs syphilitiques ; 3° les névromes.

En voici les principaux caractères :

1° La vision se trouble et s'éteint assez rapidement.

2° Il n'y a ni douleur ni photopsies.

3° L'œil atteint présente les signes ophthalmoscopiques très-accentués de névrite optique.

4° Il y a exophthalmie si la tumeur est volumineuse.

5° La mobilité du globe est ordinairement conservée.

6° L'affection est monoculaire.

CHAPITRE III

DES AFFECTIONS DE LA RÉTINE

Les affections que la rétine présente à étudier sont :
1° Les rétinites.
2° Les affections de la macula.
3° Le décollement de la rétine.
4° Les tumeurs de la rétine.

ARTICLE 1

DES RÉTINITES

On désigne, sous ce nom, les inflammation de la rétine.

VARIÉTÉS. — D'après la nature des altérations que la rétine présente à l'ophthalmoscope, on peut diviser les rétinites en :

1° Rétinite séreuse.
2°   —   exsudative.
3°   —   apoplectique.
4°   —   pigmentaire.

Les trois premières formes se combinent souvent entre elles de façon à reproduire les dessins ophthalmoscopiques les plus variés. Toutefois comme certaines causes de rétinites impriment souvent à la maladie un cachet particulier, d'après la manière dont sont groupées les altérations et d'après les symptômes fonctionnels qui se présentent, il faut encore étudier les principales variétés suivantes :

5° Rétinite albuminurique.
6°   —   glycosurique.
7°   —   syphilitique.

CAUSES. — La rétinite idiopathique est rare. Les causes les plus fréquentes sont :

1° Les maladies du cerveau. Elles produisent alors la névro-rétinite.

2° Les maladies du cœur et des vaisseaux.

3° Les maladies du sang (syphilis, albuminurie, glycosurie).

4° Les affections de la choroïde, par influence de voisinage.

1° Rétinite séreuse (œdème de la rétine). — Elle est caractérisée par une infiltration de sérosité dans le tissu cellulaire de la rétine.

1° SYMPTÔMES FONCTIONNELS. — Ils sont vagues, peu précis comme ceux de la plupart des rétinites, qui ne se traduisent jamais comme on le croyait autrefois par de la douleur, de la photophobie, l'injection des membranes externes, mais simplement par un affaiblissement de la fonction visuelle.

1ᵈ *Début*: — Assez lent (variant de quelques jours à quelques semaines).

2° *Vision centrale.* — A peine affaiblie ou quelquefois assez compromise pour que le malade puisse à peine lire les gros caractères. Cela dépend de la compression plus ou moins grande que subissent les éléments nerveux de la rétine, ce qui est inappréciable à l'ophthalmoscope.

3° *Vision périphérique.* — Pour les mêmes raisons, elle présente parfois, des lacunes, ou se retrécit d'une façon plus ou moins régulière.

2° Symptômes ophthalmoscopiques. — Ce sont les seuls qui puissent servir à établir le diagnostic. Ils consistent : 1° dans la perte de transparence de la rétine ; 2° dans la congestion de ses vaisseaux :

1° *Perte de transparence.* — Elle a pour effet immédiat de voiler l'image ophthalmoscopique. Ainsi le fond de l'œil perd son brillant éclat pour devenir terne ; les vaisseaux de la rétine ne sont plus vus avec leur netteté habituelle ; les contours de la papille sont voilés par l'infiltration, quelquefois même effacés, de sorte qu'on ne reconnait plus celle-ci que par le point d'émergence des gros vaisseaux.

Ce trouble du fond de l'œil est au maximum là où la rétine offre la plus grande épaisseur c'est-à-dire au voisinage de la papille. Il est au minimum là où elle est le moins épaisse, c'est-à-dire au niveau de la macula. Il en résulte qu'en cet endroit, la coloration rouge de la choroïde restant visible, peut faire croire à une hémorrhagie, par effet de contraste avec la teinte terne des parties voisines.

Ce trouble va également en diminuant de la papille à la périphérie qui reste ordinairement nette et transpa-

rente, signe qui a une certaine importance pour le diagnostic.

2° *Congestion des vaisseaux de la rétine.* — La papille,
quoique voilée paraît rouge, à cause du développement
de ses vaisseaux capillaires.

Les veines de la rétine sont grosses, tortueuses,
flexueuses. Les artères diminuent quelquefois de calibre,
si elles subissent un certain degré de compression à
leur point d'émergence par suite de l'œdème de la papille.

3° *Altérations de voisinage.* — Il y a souvent en même
temps des hémorrhagies et des exsudations sur la rétine, mais il ne s'agit plus alors d'une simple rétinite
séreuse, mais d'une autre variété de rétinite.

Causes. — L'œdème de la rétine accompagne en général toutes les altérations de cette membrane, exsudats
et apoplexies. A ce titre, c'est un symptôme commun à
presque toutes les rétinites.

Lorsqu'il a une existence isolée, il constitue souvent
la première phase des diverses variétés de rétinites, et
surtout des rétinites syphilitique et albuminurique.

Enfin il peut tenir à une gêne de la circulation en retour, produite par une affection du cœur ou des vaisseaux.

Diagnostic. — Il repose principalement sur la perte de
transparence de la rétine et par conséquent du fond
de l'œil. Or tous les troubles de la transparence des milieux réfringents peuvent, dans certaines conditions,
produire un résultat analogue. Il est facile, il est vrai,
d'éliminer la cornée et le cristallin par l'éclairage laté-

ral, mais reste le corps vitré, dont le trouble peut voiler le fond de l'œil d'une façon uniforme, comme le fait une infiltration séreuse de la rétine. On établira le diagnostic d'après les considérations suivantes :

1° S'il y a trouble du corps vitré, ce trouble est toujours général, plutôt accentué vers les parties déclives et voile l'image du fond de l'œil aussi bien du côté de l'ora serrata qu'au niveau de la papille.

2° Il est souvent accompagné de flocons assez gros pour être visibles à l'ophthalmoscope.

Au contraire, s'il s'agit d'une infiltration de la rétine, il faut se rappeler que celle-ci se circonscrit en général au voisinage de la papille, pour aller de là en s'affaiblissant graduellement, sans s'étendre d'ordinaire jusqu'à la périphérie, où l'on retrouve la coloration normale du fond de l'œil.

Enfin les contours très-indistincts de la papille et l'état tortueux des grosses veines de la rétine constituent encore d'excellents caractères de l'œdème rétinien.

PRONOSTIC. — Il dépend tout entier de la cause, mais en général il doit toujours être réservé.

TRAITEMENT. — 1° *Local*. — Repos des yeux. Lunettes bleues en teinte fumée. Vésicatoires volants autour de l'orbite.

2° *Général*. — Quelques légers révulsifs intestinaux. Stimuler les fonctions de la peau et des reins. — Traitement de la cause présumée.

ARTICLE II

RÉTINITE EXSUDATIVE, PARENCHYMATEUSE

Ici l'exsudation n'est plus simplement séreuse mais plastique. Toutefois le mot exsudation n'est pas très-correct, car il s'applique aux produits pathologiques les plus dissemblables que l'ophthalmoscope est impuissant à différencier, à savoir : les véritables épanchements de lymphe plastique, les produits de dégénérescence graisseuse, colloïde, etc.

1° SYMPTÔMES FONCTIONNELS. — Ils sont peu significatifs.

1° *Début.* — Lent.

2° *Vision centrale.* — Quelquefois à peine affaiblie, d'autres fois assez compromise pour que le malade ne puisse plus lire que les gros caractères. Cela tient à cette loi générale qui domine toute la pathologie des rétinites. Tant que les altérations respectent la macula, l'amblyopie est relativement peu prononcée, à moins d'une compression énorme de la rétine ; dès que la tache jaune est atteinte, l'acuité visuelle est notablement affaiblie.

3° *Vision périphérique.* — Elle présente des lacunes en rapport avec les points occupés par les exsudations.

4° *Daltonisme* dans certains cas.

2° SYMPTÔMES OPHTHALMOSCOPIQUES. — 1° *Aspect.* — Les exsudations de la rétine se présentent sous la forme de taches blanches facilement visibles à l'ophthalmoscope.

2° *Situation.* — Elles sont situées le plus ordinairement au voisinage de la papille, le long des gros vaisseaux et dans la macula.

3° *Siége.* — Elles siégent soit dans les couches antérieures de la rétine, ce qui est le cas le plus fréquent, soit dans les couches postérieures, ce que l'on détermine surtout par les rapports qu'elles affectent avec les gros vaisseaux, en passant soit en avant, soit en arrière de ceux-ci.

4° *Forme.* — Elles sont irrégulières, souvent arrondies lorsqu'elles se trouvent dans les couches postérieures, allongées au contraire et striées lorsqu'elles siégent dans les couches antérieures, rappelant ainsi la direction des fibres nerveuses. On les voit quelquefois accompagner les vaisseaux sous forme de bandelettes étroites (rétinite périvasculaire).

5° *Coloration.* — Leur coloration est blanc grisâtre, d'autant plus brillante qu'elles contiennent davantage d'éléments graisseux.

6° *Étendue et nombre.* — Tantôt ce sont de petits points isolés et très-nombreux, tantôt une ou plusieurs taches blanches du diamètre de la papille et au delà.

7° *Bords.* — Ils se fondent insensiblement dans la teinte opaline de l'œdème rétinien qui les entoure. Ils ne sont jamais encadrés de pigment.

8° *Altérations de voisinage.* — La papille est infiltrée ainsi que la rétine voisine de l'exsudat. Souvent il y a en même temps des taches apoplectiques sur la rétine.

Causes. — Ce sont celles que nous avons assignées aux rétinites en général.

Diagnostic. — Deux cas principaux peuvent se présenter : Ou la tache exsudative est placée au-devant des vaisseaux rétiniens qu'elle voile ou qu'elle cache en partie, ou elle est située en arrière de ces vaisseaux qui passent nettement au-devant d'elle.

Dans le premier cas, elle siége dans les couches antérieures et elle ne peut être confondue qu'avec une plaque fibreuse congénitale de la rétine, car celle-ci est blanche et striée comme un exsudat et masque également les vaisseaux rétiniens. Dans le second cas elle est située dans les couches postérieures et peut être prise pour une tache exsudative de la choroïde ou pour une plaque atrophique de cette membrane, car les vaisseaux rétiniens passent également au-devant de ces diverses espèces d'altérations.

Voici les éléments du diagnostic :

1er CAS

EXSUDATIONS DES COUCHES ANTÉRIEURES.	PLAQUES FIBREUSES DE LA RÉTINE.
1° Elles sont striées et siégent le long des gros vaisseaux, qu'elles recouvrent en partie.	1° *Idem*, mais leur siége en quelque sorte constant, est le côté de la papille opposé à la macula, c'est-à-dire le côté externe à l'image renversée.
2° Elles existent dans un seul œil ou dans les deux yeux.	2° Elles existent ordinairement dans les deux yeux.
3° Elles n'envahissent pas le disque de la papille.	3° Elles empiétent souvent sur la papille, jusqu'au point d'émergence des gros vaisseaux.
4° La papille et la rétine avoisinant l'exsudation sont infiltrées.	4° Aucune infiltration, ni de la papille ni de la rétine autour de la plaque fibreuse.
5° Trouble visuel plus ou moins prononcé.	5° Aucun trouble visuel.

2ᵉ CAS

EXSUDATIONS DES COUCHES POSTÉRIEURES DE LA RÉTINE.	EXSUDATIONS DE LA CHOROÏDE.	PLAQUES ATROPHIQUES.
1° *Situation*. — Elles sont souvent situées le long des vaisseaux rétiniens, qui passent nettement au-devant d'elles.	1° Elles sont plus fréquemment situées dans les intervalles des vaisseaux rétiniens que le long de leur trajet.	1° Même situation que les exsudats choroïdiens.
2° *Forme*. — Aucune forme bien préférée. Elles sont tantôt rondes, tantôt en traînées, en plaques irrégulières.	2° Idem.	2° Forme toujours arrondie ou composée de ronds fondus ensemble.
3° *Coloration*. — Teinte assez éclatante et brillante.	3° Teinte d'un blanc terne ou blanc jaunâtre.	3° Teinte chatoyante, bleuâtre, nacrée très-caractéristique.
4° *Surface*. — Elle fait relief si l'exsudat est abondant et soulève légèrement le vaisseau rétinien qui la recouvre. Celui-ci change alors de coloration et devient plus sombre.	4° Très-rarement l'exsudat peut être assez abondant pour dévier un vaisseau rétinien de sa direction. (Guignet.)	4° Elles se dessinent plutôt en creux. Sur leur surface, on voit quelquefois du pigment et des débris de vasa vorticosa, encore incomplétement atrophiés.
5° *Bords*. — Ils sont entourés d'une rétine infiltrée. Les vaisseaux rétiniens sont gros, tortueux. Ses bords ne sont jamais encadrés de pigment.	5° La rétine à leur niveau, n'est point infiltrée. Les vaisseaux ont leur calibre normal. La choroïde est également relativement saine. Ses bords sont parfois entourés de pigment.	5° Bords nettement arrêtés, très-souvent encadrés d'un pigment très-noir. La choroïde voisine commence souvent à se dénuder.
6° *Altérations de voisinage*. — Elles sont souvent accompagnées d'hémorrhagies rétiniennes en stries.	6° Rarement accompagnées d'hémorrhagies choroïdiennes, mais assez souvent d'un trouble du corps vitré.	6° Aucune autre altération du fond de l'œil en général. Trouble du corps vitré assez rare.

2° Quand la tache exsudative rétinienne a été reconnue, il faut en chercher la cause.

Lorsque des exsudations, accompagnées ou non d'hémorrhagies, existent dans un seul œil, elles feront plutôt penser : 1° à une affection du cœur ou des vaisseaux; 2° à un trouble de la circulation générale (perturbation des fonctions utérines, suppression d'hémorrhoïdes); 3° à la syphilis.

Lorsqu'elles existent dans les deux yeux, elles sont le plus souvent dues à l'albuminurie, ou à une cause cérébrale si la maladie se présente sous la forme d'une névro-rétinite.

MARCHE ET PRONOSTIC. — Que deviennent les taches exsudatives? Elles peuvent se résorber et la vision revenir parfaite; mais cela dépend des changements qui se sont produits dans les éléments nerveux comprimés, de sorte que le pronostic doit toujours être réservé.

TRAITEMENT. — 1° *Pour favoriser la résorption de l'exsudat.* — Repos des yeux. — Frictions mercurielles. — Légers purgatifs. — Iodure de potassium à l'intérieur.

2° Faire surtout le traitement de la maladie générale qui a donné naissance à l'inflammation de la rétine.

ARTICLE III

RÉTINITE APOPLECTIQUE

Lorsqu'un vaisseau rétinien est rompu, le sang extravasé peut prendre diverses routes.

Il peut s'épancher :

1° Entre la choroïde et la rétine, dont il peut provoquer le décollement.

2° Entre la rétine et la membrane hyaloïdienne. Ce cas semble être exclusivement réservé à certaines hémorrhagies de la macula. On voit alors à ce niveau les vaisseaux rétiniens disparaître derrière la tache apoplectique.

3° Dans l'intérieur du corps vitré sous forme de flocons noirâtres, après avoir rompu la membrane limitante et l'hyaloïdienne. Mais ce cas est rare, car la membrane limitante offre ordinairement au sang une barrière qu'il ne peut franchir.

4° Enfin, dans l'épaisseur même de la rétine. C'est de beaucoup le cas le plus fréquent et c'est cet état qui constitue la rétinite apoplectique que nous allons étudier.

1° SYMPTÔMES FONCTIONNELS. — Ils ont peu d'importance :

1° *Début.* — Rapide.

2° *Vision centrale.* — A peine affaiblie tant que la macula est respectée ; considérablement diminuée dès que celle-ci est atteinte.

3° *Vision périphérique.* — Ordinairement intacte.

4° *Daltonisme.* — Certains malades voient les objets colorés en rouge, en vert, en jaune.

2° SYMPTÔMES OPHTHALMOSCOPIQUES.

1° *Aspect.* — Ce sont des taches ecchymotiques d'un rouge sombre, tranchant manifestement sur le fond rosé de l'œil.

2° *Situation.* — Leur siége de prédilection est la macula (1 fois sur 5) et le voisinage de la papille le long des gros vaisseaux. Il est rare de les observer dans les parties périphériques.

3° *Forme.* — Elles sont oblongues, linéaires souvent à pointes effilées, lorsqu'elles siégent dans les couches antérieures de la rétine, parce qu'elles suivent alors la direction des fibres nerveuses. Elles sont plutôt circulaires ou irrégulièrement arrondies lorsqu'elles sont situées dans les couches postérieures.

4° *Coloration.* — Leur teinte est d'un rouge sombre, si le foyer hémorrhagique est relativement abondant ; elle est plus pâle dans les cas contraires. Toutefois cette coloration varie surtout selon l'époque de l'examen. Avec le temps, elles pâlissent, prennent une teinte jaunâtre et se résorbent sans laisser de traces. Dans certains cas, cependant, elles font place à une tache blanchâtre indélébile, due à la dégénérescence du tissu nerveux atrophié.

5° *Étendue et nombre.* — Elles sont quelquefois très-petites, et très-nombreuses (sablé hémorrhagique de la rétine). Parfois il n'y a qu'une seule tache, pouvant avoir plusieurs fois le diamètre de la papille.

6° *Bords.* — Ils sont ordinairement assez nettement séparés des parties voisines.

7° *Origine.* — Elles sont artérielles, ce qui est rare, mais ce qui se voit de préférence dans les maladies du cœur, dans la glycosurie ; elles sont veineuses dans l'albuminurie et la syphilis ; le plus souvent elles sont capillaires. C'est par les rapports immédiats qu'elles affectent avec les artères ou les veines qu'on juge de leur origine. Dans le cas d'hémorrhagie artérielle, l'artère peut rester obstruée par le caillot et demeurer vide de sang.

8° *Altérations de voisinage.* — La papille est infiltrée, ainsi que la rétine voisine de la tache hémorrhagique, mais cette infiltration disparaît à la longue. Souvent les taches apoplectiques sont entremêlées de taches exsudatives.

CAUSES. — Les hémorrhagies de la rétine sont un symptôme fréquent des diverses variétés de rétinites et surtout de la rétinite albuminurique ; elles sont alors accompagnées d'autres altérations de cette membrane.

Lorsqu'elles semblent constituer à elles seules toute l'affection, elles sont alors ordinairement monoculaires et il faut en rechercher les causes :

1° Dans une affection du cœur ou des vaisseaux (dégénérescence athéromateuse ;

2° Dans un trouble circulatoire produit par la suppression des règles, du flux hémorrhoïdal, ou par un effort violent ;

3° Dans le traumatisme. Elles ne sont pas rares après l'iridectomie pratiquée dans le glaucome, à cause de la diminution brusque de la pression intra-oculaire ;

4° Enfin, elles constituent quelquefois la première phase de certains glaucomes irréguliers. Aussi, faut-il toujours interroger avec soin la tension du globe.

DIAGNOSTIC. — On ne confondra pas une tache hémorrhagique de la rétine avec une apoplexie choroïdienne. Celle-ci est beaucoup plus rare, n'offre aucun rapport immédiat avec les gros vaisseaux rétiniens, siége d'ordinaire à la périphérie, ne provoque pas l'œdème de la rétine voisine, accompagne souvent d'autres affections de la choroïde.

2° Nous avons vu que la coloration normale de la ma-

cula peut en imposer quelquefois par une hémorrhagie,
par suite d'un effet de contraste. L'examen de l'acuité
visuelle évitera toute erreur.

Pronostic. — Une hémorrhagie de la rétine considérée
en elle-même n'est grave que si elle atteint la macula,
car elle peut entraîner la perte définitive de la vision
centrale. Toutefois la vision peut se rétablir ici au bout
de six mois à un an.

Les hémorrhagies artérielles sont plus graves que les
hémorrhagies veineuses. Celles qui sont dues à la syphilis peuvent se résorber après un ou deux mois de traitement.

Si la cause présumée est une. maladie des vaisseaux, il faut se rappeler que les capillaires de l'encéphale peuvent être intéressés et que l'avenir cérébral
du malade est en jeu.

Traitement. — Pour aider à la résorption du sang
épanché : atropine, frictions stimulantes autour de l'orbite, douches chaudes sur les yeux.

2° Pour éviter le retour des hémorrhagies : légers purgatifs répétés, bains de pieds sinapisés, sangsues à l'anus,
digitale. Traitement général de la cause.

ARTICLE IV

RÉTINITE PIGMENTAIRE

Rétinite pigmentaire, rétino-choroïdite pigmentaire,
rétinite tigrée, sont des expressions synonymes qui servent à désigner une affection caractérisée par l'infiltra-

tion du pigment choroïdien dans l'épaisseur de la rétine, par suite de l'atrophie et du ramollissement de cette dernière.

Variétés. — 1° Rétinite pigmentaire congénitale ;

2° Rétinite pigmentaire syphilitique ou acquise. (Galezowski.)

1° Rétinite pigmentaire congénitale.

1° Symptômes fonctionnels. — Ils sont caractéristiques et permettent souvent de faire à eux seuls le diagnostic.

1° *Début.* — Extrêmement lent, datant souvent de la première enfance, révélé par une héméralopie persistante.

2° *Vision centrale.* — Elle se conserve intacte pendant fort longtemps, ce qui fait contraste avec la perte progressive et concentrique de la vision périphérique, car l'affection marche de la périphérie vers le centre. Ainsi on voit des malades pouvant lire les caractères les plus fins, alors qu'ils sont dans l'impossibilité de se conduire dans la rue, car ils ne voient rien en dehors du point de fixation. A la longue l'acuité visuelle s'affaiblit et se perd à son tour.

3° *Vision périphérique.* — Elle se rétrécit bien avant que la vision centrale soit atteinte et se perd concentriquement, au point de ne laisser souvent au champ visuel qu'une étendue de quelques centimètres.

4° *Héméralopie.* — C'est le premier symptôme qui apparaît et qui persiste pendant toute la durée de la maladie. La rétine en s'atrophiant perd son excitabilité et ne peut plus fonctionner que lorsque l'éclairage est très-intense.

5° *Nystagmus. Regard vacillant.* — Par suite de la perte de la vision périphérique, le malade ne peut plus voir un objet, en l'embrassant d'un seul coup d'œil; il est obligé d'en fixer successivement chacune des parties : de là une très-grande mobilité du regard et souvent un véritable nystagmus.

6° *Affection toujours binoculaire.*

7° *Marche.* Extrêmement lente; la cécité n'arrive quelquefois qu'après 30, 40 ans.

2° Symptômes ophthalmoscopiques.

1° *Papille.* — Elle conserve très-longtemps sa coloration normale, puis elle finit par s'atrophier.

2° *Atrophie des gros vaisseaux.* — Ce qu'il y a de caractéristique ici, c'est l'atrophie des gros vaisseaux qui émergent de la papille. Ils deviennent filiformes et disparaissent quelquefois par suite de la sclérose de leurs parois.

3° *Pigmentation de la rétine.* — Les parties périphériques sont parsemées de petites taches pigmentaires, noirâtres, étoilées, souvent reliées entre elles par de petites stries également noirâtres. Ces taches surtout abondantes le long des gros vaisseaux, s'avancent progressivement vers la papille et donnent au fond de l'œil un aspect tigré caractéristique.

4° *Altérations de la choroïde.* — Elles sont peu marquées et consistent dans la disparition de la couche épithéliale laissant voir à nu les vasa vorticosa.

5° *Cristallin.* — Il est d'observation qu'on voit assez souvent se développer ici une cataracte polaire postérieure restant stationnaire.

6° Telles sont les altérations de la rétine pigmentaire,

puis la papille s'atrophie à son tour et l'affection change de nom pour prendre celui d'atrophie de la papille consécutive à la rétinite pigmentaire.

CAUSES. — Elles sont obscures. On a mentionné l'influence de l'hérédité et la coïncidence de cette affection avec l'idiotie et la surdi-mutité (de Græfe), avec les orteils surnuméraires (Wecker). Liebrich accuse la consanguinité des parents; Galezowski, la syphilis héréditaire.

2° Rétinite pigmentaire syphilitique.

C'est celle qui se développe quelquefois à la suite d'une choroïdite spécifique.

1° SYMPTÔMES FONCTIONNELS. — Le début est celui d'une choroïdite spécifique, puis à la longue l'héméralopie arrive, ainsi que le rétrécissement du champ visuel et, enfin, la perte de la vision centrale. La seule différence dans les symptômes fonctionnels est la présence de photopsies et la marche plus rapide de l'affection.

2° SYMPTÔMES OPHTHALMOSCOPIQUES. — Ils sont les mêmes sauf les différences suivantes :

1° Les taches de pigment dont la rétine est infiltrée sont plus grosses que celles de la rétinite pigmentaire congénitale et de forme ordinairement circulaire.

2° La choroïde est très-altérée et présente soit des taches atrophiques soit des taches exsudatives. Il y a souvent un trouble général du corps vitré.

3° L'atrophie de la papille arrive assez rapidement.

ANATOMIE PATHOLOGIQUE. — Le caractère essentiel de la

rétinite **pigmentaire** est l'atrophie de la rétine, dont on juge par l'atrophie de ses gros vaisseaux. Cette atrophie débute par la périphérie et s'avance progressivement vers les parties centrales.

La choroïde est toujours altérée, de sorte que le nom qui convient le mieux à cette affection est celui de rétino-choroïdite pigmentaire. C'est la choroïde qui fournit le pigment qui s'infiltre dans la rétine, par suite du ramollissement de cette dernière. Donders croyait à tort que c'était la rétine qui le fabriquait de toute pièce.

DIAGNOSTIC. — Très-souvent il peut se faire uniquement par les symptômes fonctionnels. Ainsi tout malade qui se plaint d'une héméralopie persistante et qui présente un rétrécissement concentrique du champ visuel, est presque à coup sûr atteint de rétinite pigmentaire. On voit combien sont importants ces deux symptômes réunis.

Les signes ophthalmoscopiques sont également bien tranchés. Rien de plus aisé que de constater la finesse des vaisseaux rétiniens et surtout la pigmentation des parties périphériques de la rétine.

On ne confondra pas cet état avec les gros amas de pigment, siégeant dans la choroïde à la suite des choroïdites atrophiques. Ici ils sont disséminés autour de grandes plaques blanches qui tapissent le fond de l'œil. Ils ne sont accompagnés ni d'héméralopie ni de rétrécissement du champ visuel et les vaisseaux rétiniens ont conservé leur calibre normal.

1° La rétinite pigmentaire syphilitique diffère de celle qui est congénitale par la forme en demi-cercle des dépôts pigmentaires — par les altérations concomitantes de la choroïde et du corps vitré — par le mode de début et la marche de l'affection.

2° Lorsque est arrivée l'atrophie de la papille, nous avons vu plus haut la manière de la distinguer des autres variétés d'atrophie.

MARCHE. — Elle est très-lente et n'amène la cécité qu'à un âge avancé. Celle qui est due à la syphilis a une marche plus rapide (4 à 5 ans).

PRONOSTIC. — Très-grave.

TRAITEMENT. — Tous les traitements restent sans résultats. L'électricité, l'hydrothérapie, les toniques, l'iodure de potassium, les douches chaudes sur les yeux ne paraissent réussir que dans des limites assez restreintes.

ARTICLE V

RÉTINITE ALBUMINURIQUE

C'est la rétinite occasionnée par l'albuminurie (1 fois sur 10) que celle-ci soit produite par une maladie de Bright, par la grossesse, la scarlatine, etc.

1° SYMPTÔMES FONCTIONNELS. — Ils ne présentent rien de spécial :

1° *Début*. — Lent.

2° *Vision centrale*. — A peine affaiblie, tant que la macula est respectée, quel que soit le nombre et l'étendue des altérations de la rétine ; très-compromise dès que la tache jaune est atteinte.

3° *Vision périphérique.* — Conservée.

4° *Daltonisme.* — Dans les cas avancés, les malades confondent les couleurs entre elles.

5° *Affection toujours binoculaire.*

6° *Symptômes généraux de l'albuminurie.* — Albumine dans l'urine, etc.

2° SYMPTÔMES OPTHHALMOSCOPIQUES. — De toutes les variétés de rétinite, c'est celle qui offre le type le plus constant et le mieux dessiné. Aussi Liebrich a-t-il pu dire avec raison qu'on peut souvent diagnostiquer l'albuminurie avec les seules ressources de l'ophthalmoscope.

1° *Papille.* — Elle est toujours infiltrée, ainsi que la rétine avoisinante et quelquefois a un degré tel que certains auteurs donnent à la maladie le nom de névro-rétinite albuminurique.

2° *Taches graisseuses et exsudatives de la rétine.* — En dehors de la zone accupée par l'infiltration et non loin de la papille, on trouve des taches blanches graisseuses et exsudatives, les unes très-petites les autres grandes, situées principalement le long des gros vaisseaux, qu'elles masquent souvent en certains endroits.

3° *Altération de la macula.* — Autour de la macula, des taches graisseuses se groupent comme une constellation d'étoiles. Elles sont souvent très-persistantes et se retrouvent quelquefois longtemps après que la maladie a disparu.

4° *Apoplexies linéaires.* — Ces apoplexies siégent dans l'intervalle des plaques graisseuses. Elles sont nombreuses, linéaires, allongées, d'origine veineuse. Quelques-unes sont fusiformes, car elles se font dans la gaîne elle-même du vaisseau, de sorte que celui-ci à ce niveau paraît doublé de volume.

5° Les altérations existent toujours dans les deux yeux.

6° Les parties périphériques .de la rétine sont saines, ainsi que la choroïde et le corps vitré.

CAUSES. — La présence de l'albumine dans l'urine en est la cause, mais quel est son mode d'action? Est-ce parce qu'il y a souvent en même temps hypertrophie du cœur et excès de tension dans le système aortique? Est-ce parce que le sang est altéré ainsi que les parois vasculaires? Cette dernière interprétation est la plus logique.

DIAGNOSTIC. — Il est facile, puisqu'on a ici comme pierre de touche l'analyse de l'urine.

Les affections avec lesquelles on pourrait la confondre sont :

1° Certaines névro-rétinites de cause cérébrale.

Ici les hémorrhagies sont *larges* au lieu d'être linéaires ; les taches exsudatives moins abondantes, mais l'erreur a été commise, une fois, par de Græfe, ce qui doit toujours engager à une certaine circonspection et à ne pas négliger l'analyse de l'urine.

2° Certaines rétinites diabétiques exceptionnelles.

La rétinite glycosurique est rare et s'éloigne du type de la rétinite albuminurique, puisque la papille n'est pas infiltrée Très-exceptionnellement elle peut ressembler à cette dernière.

3° Autres variétés de rétinites. Pour ne pas se tromper, il est d'une sage pratique de toujours faire l'analyse de

l'urine lorsque les altérations de la rétine sont binocu-
laires, et sont accompagnées d'hémorrhagies et d'infiltration de la papille.

Marche. — La marche est lente, intermittente. On voit
quelquefois survenir le décollement de la rétine, ainsi
que l'atrophie des papilles comme dans les névro-rétinites.

Pronostic. — Au point de vue de la fonction visuelle,
il est exceptionnel que la rétinite albuminurique amène
la cécité complète, mais on ne peut espérer la guérison
que lorsque l'affection n'est pas symptomatique d'une
maladie de Bright. C'est l'affection générale qui rend ici
le pronostic très-grave.

Traitement. — Il doit être dirigé contre la cause. Ven-
touses scarifiées sur la région lombaire, bains sulfureux, iodure de potassium à l'intérieur, tannin, diuré-
tiques, régime tonique, etc.

ARTICLE VI

RÉTINITE GLYCOSURIQUE

Cette variété de rétinite est une rareté pathologique,
et si la diabète amène assez souvent des troubles de la
vue (Lécorché), ceux-ci sont bien plus souvent dus à un
affaiblissement de l'accommodation amenant une presbytie prématurée, à des opacités de la lentille, à l'atrophie des papilles, enfin à l'amaurose sans lésion appréciable du fond de l'œil.

1° Symptômes fonctionnels. — Ils n'ont absolument rien de précis et se résument en un affaiblissement plus ou moins prononcé de la vision centrale.

2° Symptômes ophthalmoscopiques. — 1° La papille n'est pas infiltrée, à l'inverse de ce qui se passe dans la rétinite albuminurique. Mais elle a une grande tendance à s'atrophier.

2° Des taches blanches exsudatives et des taches hémorrhagiques arrondies et ordinairement d'origine artérielle, sont disséminées dans la rétine.

Diagnostic. — Cette rétinite a des caractères tellement peu tranchés, que l'analyse de l'urine peut seule permettre d'établir le diagnostic.

Traitement. — Celui du diabète : Pain de gluten, toniques, exercice, hydrothérapie, etc.

ARTICLE VII

RÉTINITE SYPHILITIQUE

La rétinite syphilitique isolée n'est pas très-commune; la rétino-choroïdite syphylitique est au contraire très-fréquente, et, dans ce cas, c'est presque toujours par la choroïde qu'à débuté l'inflammation, qui s'est ensuite propagée à la rétine.

1° Symptômes fonctionnels. — 1° *Début.* — Lent.

2° *Vision centrale.* — Elle est souvent plus compromise que ne semblerait indiquer l'image ophthalmoscopique, à l'inverse de ce qui se produit daus d'autres espèces de rétinites. Toutefois, son affaiblissement est surtout en rapport avec la présence des altérations dans la macula. Comme cette région est souvent atteinte, on a fréquemment l'occasion d'observer ici des scotomes centraux, et les symptômes de métamorphosie et de micropie qui sont particuliers aux altérations de la tache jaune. ·

3° *Vision périphérique.* — Elle est conservée ou présente quelques lacunes correspondant aux altérations de la rétine, lorsqu'elles sont étendues.

4° *Photopsies* fréquentes.

5° *Daltonisme* dans les cas avancés.

6° *Marche.* La maladie marche par crises, pendant lesquelles la vue est considérablement affaiblie.

7° *Affection ordinairement monoculaire.*

2° Symptômes ophthalmoscopiques. — 1° *Papille et rétine.* — Il y a infiltration de la papille et de la rétine avoisinante, principalement du côté de la macula, avec hypérémie des grosses veines.

Ce symptôme, qui se retrouve dans beaucoup d'autres rétinites, offre quelquefois ici une particularité assez intéressante. Il donne au fond de l'œil un aspect gris bleuâtre; il n'occupe parfois qu'un segment de la papille, puis s'étend de préférence dans la direction de certains gros vaisseaux.

2° *Taches apoplectiques.* — Leur existence ici n'est pas une règle, comme dans la rétinite albuminurique. Mais on peut les rencontrer en plus ou moins grand nombre, le long des gros vaisseaux, qu'elles soient également d'origine veineuse.

6

3° *Taches exsudatives.* — On trouve parfois des taches exsudatives plus ou moins nombreuses et étendues, soit dans les couches antérieures, soit dans les couches postérieures de la rétine.

4° *Altération de la macula.* — Ces exsudations se rencontrent surtout dans la région de la macula. Ici elles ne sont pas brillantes, ni groupées en étoiles, comme dans la rétinite néphrétique. Ce sont de petites opacités ponctuées et très-irrégulièrement disséminées. Souvent elles disparaissent en quelques jours, pour reparaître bientôt, constituant la rétinite centrale à récidive de Von Græfe.

5° *Altérations de voisinage.* — La choroïde participe souvent à l'affection et en témoigne par des taches exsudatives ou atrophiques, et par le trouble et les flocons du corps vitré. La maladie prend alors le nom de rétino-choroïdite.

DIAGNOSTIC. — Les symptômes fonctionnels et les symptômes ophthalmoscopiques que nous avons décrits seraient en quelque sorte insuffisants pour établir le diagnostic, si on ne trouvait pas dans les yeux d'autres manifestations syphilitiques, telles que : une ancienne iritis, une choroïdite, un trouble du corps vitré, une périnévrite, une paralysie de la 3°, de la 4° ou de la 6° paire, une kératite interstitielle. On sait, en effet, que le propre de la syphilis est de frapper simultanément ou à court intervalle plusieurs membranes de l'œil.

PRONOSTIC. — Il n'est pas défavorable au début. On peut espérer voir la maladie guérir au bout de deux mois de traitement environ. Le pronostic est au contraire très-sérieux dans les cas rebelles, car on voit souvent survenir l'atrophie de la papille.

TRAITEMENT. — C'est le traitement mixte qu'il faut mettre ici en pratique : frictions mercurielles, iodure de potassium à l'intérieur, et bains sulfureux.

ARTICLE VIII

AFFECTIONS DE LA MACULA

Les altérations de la macula proviennent soit de la rétine soit de la choroïde. Elles sont de même nature que les autres altérations de ces membranes; mais comme elles sont parfois limitées à cette seule région, il est utile de les décrire à part, car elles ont des symptômes tout à fait caractéristiques.

1° SYMPTÔMES FONCTIONNELS COMMUNS. — 1° *Début.* — Il est brusque toutes les fois qu'il s'agit d'hémorrhagies ou d'exsudations. Il est lent au contraire si c'est une plaque atrophique choroïdienne qui envahit cette région.

2° *Vision centrale. Scotome.* — Le malade voit une tache noire plus ou moins grande et dont il peut dessiner la forme, placée constamment sur son point de fixation.

C'est cette tache ou scotome qui compromet la vision centrale d'une façon fort variable et proportionnelle à son étendue. Les uns peuvent encore déchiffrer les caractères ordinaires mais voient les mots interrompus. D'autres ne voient pas du tout l'objet qu'ils fixent et n'en distinguent que les contours.

3° *Métamorphosies.* — On appelle ainsi les changements de forme que prennent les objets. Certains malades, par exemple, voient les lettres d'un mot brisées. Les lignes droites leur paraissent courbes, tordues. Cela tient au soulèvement des éléments nerveux de la macula par les produits inflammatoires.

4° *Micropie.* — Les malades voient également les objets plus petits qu'ils ne le sont en réalité. S'ils dessinent un cercle avec l'œil atteint, ils le tracent plus petit qu'avec l'autre œil.

5° *Vision périphérique.* — Elle est toujours conservée de sorte que le malade peut continuer à se conduire, à vaquer à ses occupations.

6° *Affection ordinairement monoculaire et non progressive.*

2° Symptômes ophthalmoscopiques. — C'est à l'ophthalmoscope qu'il appartient de révéler quelle est la nature de l'altération. Les principales sont : 1° les exsudations; 2° les apoplexies; 3° les plaques atrophiques choroïdiennes. On les distingue les unes des autres aux caractères que nous leur avons assignés.

Diagnostic. — Les symptômes fonctionnels sont caractéristiques. Ils peuvent se retrouver, il est vrai, dans le décollement de la rétine, lorsque cette membrane forme des plis au niveau de la tache jaune, ou opère sur elle des tiraillements, mais les autres symptômes feront éviter l'erreur.

Pronostic. — Il est toujours assez grave, à cause de la délicatesse extrême de cette région. Cependant, dans certains cas, la vision centrale peut se rétablir complétement.

Traitement. — Même traitement que celui des rétinites.

ARTICLE IX

DÉCOLLEMENT DE LA RÉTINE

C'est une affection caractérisée par le soulèvement
d'une portion plus ou moins considérable de la rétine.

1° Symptômes fonctionnels. — Leur ensemble permet de
faire un diagnostic presque certain.

1° *Début*. — Brusque, soudain, sans douleur, sans
changement dans l'aspect extérieur de l'œil.

2° *Vision centrale*. — Elle est immédiatement affaiblie,
au point que le malade ne peut plus lire que les gros
caractères et peut quelquefois à peine compter les
doigts.

3° *Déformation des images ou métamorphosies*. — Les
gros objets paraissent quelquefois au malade défigurés,
incurvés, tordus. Cela tient à ce que leur image vient
impressionner en partie la rétine restée à sa place, en
partie la rétine soulevée.

Lorsque la macula est tiraillée, les objets fins tels
que les lettres paraissent brisés, coupés, interrompus,
comme dans les affections propres à cette région.

4° *Vision périphérique*. — Elle est abolie dans la partie de la rétine opposée au décollement, c'est-à-dire en
haut, puisque celui-ci siége habituellement en bas.

5° *Phosphènes.* — Le phosphène inférieur, c'est-à-dire celui qui correspond à la partie décollée, est perdu.

6° *Photopsies et chrupsies.* — Fréquentes à cause des tiraillements qu'éprouve la rétine. Certains malades voient tous les objets colorés en bleu, en violet.

7° *Affection monoculaire et presque spéciale à l'œil myope.*

8° *Diminution de la tension du globe*, lorsque le décollement est très-ancien.

2° SYMPTÔMES OPHTHALMOSCOPIQUES. — On les recherche : 1° avec le miroir seul ; 2° avec le miroir et la lentille.

1° AVEC LE MIROIR SEUL. — Celui-ci permet de voir l'image droite et agrandie de la rétine soulevée, puisque celle-ci se trouve en avant du foyer représenté par la lentille oculaire. Voici ce que l'on constate :

1° *Impossibilité d'éclairer le fond de l'œil au niveau de la partie décollée.* — En effet, cette membrane a perdu sa transparence et d'autre part le liquide sous-jacent empêche de voir la choroïde. Partout ailleurs le fond de l'œil conserve sa coloration physiologique.

2° *Siége.* — Le décollement siége en bas dans l'immense majorité des cas, mais on peut le trouver également en haut. Il est vrai que dans ces cas le liquide fuse souvent entre la rétine et la choroïde pour gagner les parties déclives. La partie supérieure de la rétine peut alors se réappliquer sur la choroïde et continuer à fonctionner.

3° *Aspect.* — La partie décollée de la rétine forme une sorte de poche blanchâtre ou blanc bleuâtre dont les limites s'étendent en bas jusqu'à l'ora serrata et ne peuvent par conséquent être aperçues.

4° *Plis de la rétine.* — La poche rétinienne n'est pas complétement remplie de liquide, de sorte qu'elle forme des plis que l'on reconnaît à des stries blanches, opaques. Ils se modifient à chaque instant, puisque le liquide se déplace dans les moindres mouvements du globe.

5° *Ondulations.* — Par la même raison, elle présente de petites ondulations, un tremblotement en masse lorsqu'on fait mouvoir l'œil.

6° *Vaisseaux rétiniens.* — On voit les vaisseaux rétiniens ramper sur la portion décollée. Ils sont tremblotants comme la poche rétinienne, dont ils suivent les mouvements. Ils sont également flexueux, tortueux et presque complétement noirâtres, par suite d'une illusion d'optique.

2° Avec le miroir et la lentille. — L'examen à l'image renversée confirme toutes les indications précédentes. En plus, il permet de voir :

7° *Le crochet des vaisseaux.* — On entend par là le changement de direction que prennent les vaisseaux rétiniens au moment où ils arrivent sur la portion décollée de la rétine. On les voit à ce niveau s'incurver, former un coude ou un crochet, quelquefois disparaître derrière le décollement ou un de ses plis, pour reparaître dans une direction différente.

8° *L'état de la papille.* — Elle est rouge, congestionnée, souvent accompagnée d'un staphylôme postérieur, indice de la myopie qui a donné lieu au décollement.

9° *L'état de la rétine.* — Elle est quelquefois déchirée au niveau du décollement, ce qui se reconnaît aux bords flottants et roulés sur eux-mêmes de la déchirure ou à la possibilité de voir en cet endroit la coloration normale de la choroïde.

COMPLICATIONS. — Les complications habituelles du décollement sont :

1° *Les flocons du corps vitré*, car la choroïde est toujours altérée. Cette complication est tellement fréquente que lorsqu'on trouve beaucoup de flocons dans le corps vitré, on doit toujours penser à la possibilité d'un décollement.

2° *L'iritis*, par propagation de l'inflammation de la choroïde à l'iris.

3° *La cataracte*, car la choroïde malade ne fournit plus à la lentille qu'une nutrition imparfaite.

4° *L'atrophie du globe*, lorsque le corps ciliaire est tellement altéré que sa sécrétion devient incomplète ou nulle.

ANATOMIE PATHOLOGIQUE. — La rétine décollée perd sa transparence et à la longue subit la dégénérescence graisseuse. Parfois elle présente quelques apoplexies dans le voisinage de la partie décollée.

La choroïde présente souvent des plaques atrophiques. C'est sa sécrétion exagérée qui donne lieu au décollement.

Le liquide épanché est de nature séreuse, riche en principes coagulables. Il est quelquefois constitué par du sang, surtout à la suite d'un traumatisme du globe.

CAUSES. 1° C'est la myopie qui est la cause de beaucoup la plus fréquente du décollement ; puis, 2° les épanchements séreux ou hémorrhagiques qui se font entre la rétine et la choroïde ; 3° les tumeurs de ces membranes ; 4° les produits exsudatifs déposés dans le corps vitré ; 5° les plaies de la sclérotique.

Comment s'opère le décollement ? Voici les divers mécanismes invoqués par les auteurs :

1° *Décollement par distension.* — C'est le cas de l'œil myope. On sait que cet œil, déjà trop long, a grande tendance à s'allonger davantage sous l'influence de la compression exercée par les muscles sur le globe, dans les efforts de convergence et d'accommodation. La sclérotique et la choroïde très-adhérentes l'une à l'autre et suffisamment élastiques se laissent déprimer, mais la rétine, douée d'une élasticité moins grande, ne peut suivre ce mouvement de distension que dans des limites plus restreintes. A un moment donné, elle se sépare de la choroïde à laquelle du reste elle est très-faiblement unie.

2° *Décollement par soulèvement.* — Les choses ne se passeraient pas de la sorte, s'il n'y avait préalablement : 1° ramollissement du corps vitré ; 2° sécrétion d'un liquide séreux sous-rétinien par les vaisseaux de la choroïde toujours distendus et altérés dans la myopie, de sorte que le soulèvement de la rétine nous semble devoir être plutôt invoqué que sa distension exagérée, qui peut cependant avoir sa part dans la production du décollement.

Ce soulèvement de la rétine est surtout évident dans le cas d'épanchement de sang au-devant de la choroïde et dans les tumeurs des membranes profondes repoussant la rétine en avant.

3° *Décollement par attraction.* — Les fausses membranes déposées dans les parties déclives du corps vitré et adhérentes à la rétine peuvent se rétracter et décoller la membrane nerveuse. Il en est de même d'une cicatrice de la sclérotique comprenant la rétine dans sa rétraction et la décollant sur un point éloigné.

DIAGNOSTIC. — Il faut reconnaître : 1° l'existence du décollement ;

2° Ses causes.

1° *Existence du décollement.* — Le diagnostic en est ordinairement facile et les symptômes fonctionnels à eux seuls créent souvent un, type classique facile à reconnaître. Ainsi tout œil myope qui perd subitement la vision centrale dans une proportion considérable, ainsi que le champ visuel supérieur et le phosphène inférieur, est atteint de décollement.

A l'ophthalmoscope on ne confondra pas cette affection :

1° Avec des fausses membranes déposées dans le corps vitré.

Celles-ci ne rappellent que très-grossièrement l'aspect de la rétine décollée. En tout cas, elles ne présentent jamais de vaisseaux à leur surface. Si elles ne sont pas complétement adhérentes, elles peuvent flotter par leur extrémité libre, mais ce mouvement est bien différent de l'oscillation en masse et sur place du décollement.

Cas de diagnostic difficile. — Toutefois il peut se présenter des difficultés sérieuses, dans les cas suivants :

1° Lorsque le décollement étant peu étendu, la rétine soulevée a conservé sa transparence. C'est l'inspection minutieuse des vaisseaux qui fera éviter l'erreur. On verra ceux-ci prendre une teinte plus noire sur la partie décollée, s'incurver légèrement à ce niveau, devenir flexueux, tortueux, tremblotants dans les divers mouvements de l'œil.

2° Lorsqu'il y a impossibilité complète d'éclairer le fond de l'œil, soit parce que le corps vitré est rempli de flocons, soit parce qu'il y a opacité du cristallin. Comme ces deux affections sont une des complications assez fréquentes du décollement, il faut toujours en les constatant, songer à la possibilité de son existence, surtout dans les cataractes monoculaires des adultes et des enfants et dans toutes les cataractes traumatiques en général.

C'est par les symptômes fonctionnels qu'on fera le diagnostic. S'il n'y a que des flocons ou une simple cataracte, le malade doit non-seulement pouvoir distinguer le jour de la nuit, mais voir la lumière d'une lampe placée à 3 ou 4 mètres de distance.

Il n'y a aucune lacune dans la vision périphérique, ce que l'on constate en faisant diriger les yeux du malade vers un point fixe et en promenant une lampe dans toute l'étendue du champ visuel.

Enfin, tous les phosphènes existent, et la pression intra-oculaire est normale. Ce sont là des caractères qui ne se retrouvent pas, lorsque ces affections sont compliquées de décollement.

2° *Causes du décollement.* — La cause est en général facile à trouver. Cependant il faut savoir que les tumeurs du fond de l'œil se masquent souvent à leur début, derrière un décollement de la rétine, de sorte qu'il ne faut pas confondre ce décollement compliqué avec un décollement simple. (*Voir tumeurs de la rétine.*)

MARCHE. — La marche est ordinairement stationnaire ou lentement progressive.

A la longue quelquefois le décollement devient général (décollement en entonnoir). L'œil est alors mou et finit par s'atrophier.

PRONOSTIC. — Il est très-grave, car les cas de guérison sont excessivement rares. Heureusement l'expérience démontre que l'affection reste presque toujours limitée à un seul œil.

TRAITEMENT. — 1° *Chirurgical.* — Sichel le premier a imaginé d'évacuer au moyen d'une ponction le liquide épanché. De Græfe a cherché à déchirer la rétine décollée avec un couteau, afin de faire communiquer la poche rétinienne avec le corps vitré ; Bowman se sert pour cela de deux aiguilles ; Wecker vide d'abord au dehors le liquide sous-rétinien avec un trocart, puis déchire la rétine en terminant l'opération.

Ces diverses opérations n'ont pas fourni en général des résultats très-satisfaisants et peuvent donner lieu à un phlegmon de l'œil.

2° *Médical.* — Repos des yeux. Placer un verre opaque au-devant de l'œil atteint, car la vision défectueuse de cet œil gêne celle de son congénère.

ARTICLE X

TUMEURS DE LA RÉTINE

Les tumeurs de la rétine sont les gliomes et les gliosarcomes (Virchow).

SYMPTÔMES. — 1° *Période de début.* — La tumeur débute

sans changement dans l'aspect extérieur de l'œil, sans douleur, sans symptômes inflammatoires.

Les troubles visuels sont plus ou moins prononcés, mais ils ne sont en général pas accusés par les malades qui sont tous des enfants.

1° A l'ophthalmoscope, on trouve sur la rétine des taches arrondies blanches, rosées, dont les unes font une légère saillie. Les gros vaisseaux sont quelquefois énormément développés. Mais il est très-rare d'avoir l'occasion de pratiquer l'examen ophthalmoscopique à cette période.

2° *Période de décollement.*— La rétine ne tarde pas à se décoller dans sa totalité. Le fond de l'œil renvoie alors souvent un reflet chatoyant, métallique, visible à l'œil nu (œil de chat amaurotique).

3° *Période glaucomateuse.* — A mesure que la tumeur fait des progrès, la dureté de l'œil augmente et un véritable état glaucomateux se manifeste.

4° *Période de perforation de l'œil et de généralisation.* — A la longue, la tumeur se propage en arrière le long du nerf optique, ce que l'on reconnaît à une légère exophthalmie; on finit par perforer soit la cornée soit la sclérotique.

Elle apparaît alors sous forme de végétations rouges, saignantes, sécrétant un liquide ichoreux très-abondant. Les parties molles de l'orbite sont bientôt envahies et la tumeur se généralise soit dans le voisinage, soit au loin, dans le foie par exemple.

Il est rare de voir un phlegmon de l'œil arriver à la suite de la tumeur et déterminer l'atrophie du globe. Dans ces sortes de cas, le gliome n'en continue pas moins sa marche envahissante.

CAUSES. — Cette affection n'atteint que les jeunes enfants de 3 à 15 ans. Elle est inconnue après cet âge.

L'hérédité est signalée par tous les auteurs, car on la voit souvent arriver chez les enfants de la même famille.

DIAGNOSTIC. — L'aspect du fond de l'œil, connu sous le nom d'œil de chat amaurotique, est un des caractères les plus importants. Beer le regardait comme un signe pathognomonique du cancer de la rétine, mais on peut le trouver aussi, quoique moins souvent, dans le sarcome de la choroïde et dans certaines choroïdites suppurées, ayant provoqué le décollement de la rétine.

On ne confondra pas cette affection avec :

1° *Le sarcome de la choroïde.* — L'âge du sujet est un excellent signe de diagnostic. Il n'y a pas de gliome de la rétine après 15 ans ; il n'y a pas de sarcome de la choroïde avant 15 ou 20 ans (Brière), et ils sont surtout communs entre 40 et 50 ans.

2° *La choroïdite suppurée.* 1° La teinte du fond de l'œil est plus jaunâtre. 2° Il est rare que la présence du pus ne provoque pas une réaction très-vive. 3° Enfin la tension oculaire est plutôt diminuée, tandis qu'elle est augmentée dans le cas de tumeur oculaire.

MARCHE. — La marche est progressive et la durée de la maladie est d'environ 3 à 4 ans.

PRONOSTIC. — Il est très-grave, d'autant plus que les deux yeux sont souvent atteints successivement et que la maladie est très-sujette aux récidives.

TRAITEMENT. — L'énucléation du globe est de rigueur.

CHAPITRE IV

CHOROÏDE

ASPECT OPHTHALMOSCOPIQUE DE LA CHOROÏDE

C'est le sang contenu dans les vaisseaux si nombreux de la choroïde, qui donne au fond de l'œil la coloration rouge que nous lui connaissons.

Cette coloration dépend surtout de la quantité plus ou moins grande de pigment déposé dans cette membrane.

Si la couche épithéliale est très-riche en pigment, elle voile tout ce qui est derrière elle, et le fond de l'œil est d'un rouge uniforme plus ou moins foncé. Dans le cas contraire, elle permet de voir les vaisseaux du stroma.

Si celui-ci renferme lui-même beaucoup de pigment, les gros vaisseaux seuls sont apparents et séparés les uns des autres par des interstices grisâtres. Si le pigment est peu abondant, on voit les ramifications les plus ténues des vaisseaux choroïdiens.

Ces vaisseaux se présentent sous la forme de rubans aplatis, de couleur rougeâtre, s'entre-croisant et s'anastomosant en tous sens (vasa vorticosa), ne présentant jamais le phénomène du double contour. Ils sont surtout abondants du côté de l'ora-serrata. Ces caractères les font distinguer à première vue des vaisseaux rétiniens. Quant à la différence qui peut exister entre les artères et les veines, elle ne saurait être appréciée.

AFFECTIONS DE LA CHOROÏDE

Nous aurons à étudier successivement :

1° Les choroïdites.
2° Les apoplexies de la choroïde.
3° Les déchirures de la choroïde.
4° Le décollement de la choroïde.
5° Les tumeurs de la choroïde.

DES CHOROÏDITES

On désigne sous le nom de choroïdites les altérations de la choroïde les plus dissemblables.

D'après la nature de ces altérations, on peut les diviser en :

1° Choroïdite séreuse ou glaucome.
2°   —   exsudative.
3°   —   atrophique.

A ces trois principales variétés, il faut joindre les deux suivantes, qui empruntent à leur origine une physionomie particulière.

4° Scléro-choroïdite postérieure.
5° Choroïdite syphilitique.

Dans cette division, ne sont pas comprises les choroïdites de nature franchement inflammatoire, telles que la choroïdite purulente, l'irido-choroïdite, etc., car elles ne sont pas du ressort de l'ophthalmoscope.

ARTICLE I

CHOROÏDITE SÉREUSE OU GLAUCOME

L'excavation de la papille est le symptôme pathognomonique de cette affection. Ce symptôme a été décrit
dans les maladies de la papille ; nous y renvoyons le lecteur.

ARTICLE II

CHOROÏDITE EXSUDATIVE, DISSÉMINÉE

Elle est caractérisée par des exsudats qui se déposent,
soit à la surface, soit dans l'épaisseur même de la choroïde, ce qu'il est impossible de différencier.

1° SYMPTÔMES FONCTIONNELS. — Ils sont peu caractéristiques :

1° *Début.* — Lent.

2° *Vision centrale.* — Elle est plus ou moins compromise selon la situation de l'exsudat, par rapport à la macula, comme cela a lieu dans les rétinites. En général,
le trouble visuel est relativement toujours plus accusé
ici que dans les choroïdites atrophiques, à cause de la
compression exercée par l'exsudat sur les éléments nerveux de la rétine.

3° *Mouches volantes.* — Le malade voit des mouches
volantes devant ses yeux, quand le corps vitré est rempli
de flocons, ce qui est assez fréquent.

4° *Vision périphérique.* — Elle présente parfois des

scotomes, correspondant aux points occupés par les exsudations.

2° Symptômes ophthalmoscopiques.

1° *Aspect.* — Les exsudations de la choroïde se présentent sous l'aspect de taches blanches apparaissant
dans le fond de l'œil.

2° *Situation.* — Elles se développent de préférence soit
dans les parties périphériques, soit dans la région de la
macula.

3° *Forme.* — Aucune forme préférée ; elles sont rondes,
en plaques irrégulières, en stries.

4° *Coloration.* — Elles sont d'une teinte mate, jaunâtre,
moins éclatantes que les taches exsudatives de la rétine
et surtout que les plaques atrophiques.

5° *Étendue et nombre.* — Dans certains cas, elles sont
très-nombreuses et ne sont pas plus grosses qu'un grain
de millet ; dans d'autres, elles sont très-étendues.

6° *Bords.* — Leurs bords se fondent insensiblement
avec la teinte normale de la choroïde voisine relativement
saine. Ils sont parfois entourés de pigment.

7° *Altération de voisinage.* — Ici les apoplexies choroïdiennes sont rares, mais le trouble du corps vitré est
fréquent.

La choroïdite aréolaire de Foerster, caractérisée par
de grandes taches exsudatives bordées de pigment, au
niveau desquelles il y a atrophie de la rétine, est une
variété de la choroïdite exsudative.

Causes. — Dans les deux tiers des cas, on peut accuser
la syphilis. Les autres causes sont obscures. Ce sont parfois la dysménorrhée, l'âge critique chez les femmes,

l'état puerpéral, l'ophthalmie sympathique, les grandes hémorrhagies, etc.

DIAGNOSTIC. — Il doit répondre à ces trois questions : 1° la tache blanche du fond de l'œil est-elle bien réellement un exsudat de la choroïde ? 2° quelle en est la cause ? 3° la rétine est-elle saine ou malade ?

1° Les exsudats de la choroïde ne peuvent être confondus qu'avec les exsudats situés dans les couches postérieures de la rétine et avec les plaques atrophiques. Nous avons vu plus haut les éléments du diagnostic (*Voir rétinite exsudative*).

2° Quant à la cause, on la reconnaît surtout par l'ensemble des conditions générales que présente le malade. Toutefois la choroïdite disséminée syphilitique revêt ordinairement un type, qu'il est important de connaître.

1° Elle se localise plutôt vers le pôle postérieur de l'œil.

2° Les taches exsudatives sont petites, nombreuses, groupées à la façon de certaines éruptions cutanées, sans tendance à se réunir entre elles.

3° Le corps vitré présente souvent un trouble qui apparaît et disparaît brusquement d'une façon plus ou moins périodique.

4° L'affection a une grande tendance à se propager à la rétine.

5° Toutefois les caractères les plus importants sont fournis par les antécédents du malade, par la connaissance d'anciennes manifestations syphilitiques sur l'œil, telles que : iritis, paralysie syphilitique des muscles de l'œil, névro-rétinite, etc.

3° La rétine est-elle saine ou malade ? C'est une question qu'on doit toujours se poser ici, tant cette complication est fréquente. Or, on juge de l'état de la rétine par l'aspect de ses vaisseaux, par son infiltration et surtout par la coloration de la papille qui s'atrophie dans ces sortes de cas et devient blanche.

MARCHE. — Que deviennent les exsudats de la choroïde ? Ils peuvent se résorber sans laisser de traces, ou faire place à une plaque atrophique. Ils peuvent quelquefois devenir cartilagineux et même osseux.

PRONOSTIC. — Il n'est pas grave tant que les exsudats ne siégent pas dans la macula et tant que la rétine ne participe pas à l'altération. Il est très-sérieux dans les cas contraires.

TRAITEMENT. — 1° *Local.* — Atropine. Vésicatoires volants.

2° *Général.* — Frictions mercurielles et iodure de potassium à l'intérieur, si la cause est syphilitique.

Faire surtout le traitement de la cause.

ARTICLE III

CHOROÏDITE ATROPHIQUE

Elle est caractérisée par de véritables trous comme faits à l'emporte-pièce qui se produisent çà et là dans la choroïde, par suite de l'atrophie partielle de ses vaisseaux et permettent de voir le tissu nacré de la sclérotique.

Variétés. — Elle est dite :

1° *Simple.* — Lorsqu'il n'y a qu'une ou deux plaques atrophiques.

2° *Disséminée.* — Lorsqu'elles existent çà et là en grand nombre.

3° *Pigmentaire.* — Lorsque tout le fond de l'œil est recouvert d'amas de pigment, mais cette variété n'a rien de commun avec la rétino-choroïdite pigmentaire dont nous avons parlé plus haut.

4° *Péripapillaire.* — Lorsqu'elle forme un petit anneau blanchâtre entourant complétement la papille, ce qui se remarque surtout chez certains vieillards.

1° Symptômes fonctionnels.

1° *Début.* — Lent.

2° *Vision centrale.* — Elle est ordinairement conservée intacte. Les malades se plaignent seulement de fatigue des yeux, de quelques éblouissements, car le pigment choroïdien manque pour absorber l'excès de lumière qui arrive dans l'œil. Si la macula est atteinte, l'acuité visuelle est très-compromise par un scotome central.

3° *Vision périphérique.* — Elle est conservée, de sorte que les malades voient toujours suffisamment pour pouvoir se conduire.

2° Symptômes ophthalmoscopiques. — Ils sont caractéristiques et permettent de suivre toutes les phases de la maladie.

Au début, on voit des taches arrondies d'un rose pâle, tranchant sur le fond rouge plus sombre des parties voisines. Cet état correspond à la dépigmentation de la couche chorio-capillaire.

A un degré de plus (dépigmentation du stroma), on commence à voir les gros vaisseaux choroïdiens se détacher sur la tache et celle-ci présenter sur ses bords des îlots de pigment.

Enfin, les gros vaisseaux s'atrophient à leur tour, la tache devient blanche et la plaque atrophique est alors constituée.

Elle présente les caractères suivants :

1° *Aspect.* — Ce sont des taches blanches au-devant desquelles passent les vaisseaux rétiniens.

2° *Situation.* — Elles sont disséminées dans tout le fond de l'œil, principalement vers le pôle postérieur.

3° *Forme.* — Leur forme de prédilection est la forme circulaire. Ainsi, elles sont toujours rondes ou formées de ronds fondus ensemble.

4° *Coloration.* — Elles sont d'un blanc nacré caractéristique. Cette coloration rehausse l'éclat des vaisseaux rétiniens qui passent nettement au-devant d'elles. On aperçoit, souvent sur leur surface, des dépôts pigmentaires et quelques tronçons de vasa vorticosa encore incomplétement atrophiés.

5° *Étendue et nombre.* — Rien de fixe à cet égard. Tout le fond de l'œil est quelquefois parsemé de petites taches ; tantôt ces taches se réunissent entre elles et sont très-étendues.

6° *Bords.* — Ils sont ordinairement nets, bien arrêtés, entourés d'un pigment noir disposé en îlots, en stries.

7° *Altérations de voisinage.* — La choroïde voisine des taches commence souvent à se dépigmenter et à devenir plus pâle. Rarement il y a un trouble appréciable du corps vitré.

Causes. — Les causes sont le plus souvent obscures. On mentionne surtout : 1° la syphilis ; 2° les troubles des fonctions utérines (dysménorrhée et aménorrhée); 3° la diathèse rhumatismale ; 4° l'ophthalmie sympathique ; 5° les taches atrophiques peuvent enfin succéder à d'anciennes exsudations ou hémorrhagies de la choroïde.

Diagnostic. — La coloration blanc bleuâtre ou blanc nacré des plaques atrophiques et la présence abondante de pigment sur leurs bords et souvent sur leur surface, les font reconnaître au premier coup d'œil. Nous avons vu du reste les caractéres différentiels qui les séparent des exsudations de la rétiné et de la choroïde. (*Voir rétinite exsudative.*)

On ne prendra pas les dépôts de pigment déposés à la surface des plaques ou sur leur bords pour du pigment infiltré dans la rétine, comme cela a lieu dans la rétinite pigmentaire.

En effet, l'aspect de la pigmentation n'est pas le même ; dans la choroïde ce sont des amas pigmentaires irréguliers parsemant le fond de l'œil, entremêlés de grandes taches blanches ; dans la rétine, ce sont de petits points noirs, reliés souvent entre eux par des stries noirâtres, qui siégent le long des vaisseaux rétiniens, principalement dans la région de l'ora-serrata. Et, du reste, on ne retrouve ici aucun des symptômes caractéristiques de la rétinite pigmentaire, à savoir : 1° l'héméralopie ; 2° le rétrécissement concentrique du champ visuel ; 3° la diminution du calibre des gros vaisseaux rétiniens.

Pronostic. — C'est la situation de la plaque atrophique, par rapport à la macula, qui est l'élément capital du pronostic. Le tissu atrophié ne se répare jamais, mais nous avons vu qu'il altère souvent très-peu la vision.

TRAITEMENT. — On peut s'opposer à la marche envahissante de la maladie, par des douches chaudes sur les yeux, pour activer la circulation ; par des vésicatoires volants à la nuque ; des frictions stimulantes autour de l'orbite ; un traitement général tonique ; l'usage de l'iodure de potassium à l'intérieur.

Des lunettes bleues ou teinte fumée éviteront les éblouissements, qui gênent souvent les malades.

ARTICLE IV

SCLÉRO-CHOROÏDITE POSTÉRIEURE, STAPHYLÔME POSTÉRIEUR

C'est une variété de choroïdite atrophique, spéciale à l'œil myope. On l'appelle *scléro-choroïdite postérieure*, parce que la sclérotique paraît altérée dans son tissu et amincie, et *staphylôme postérieur*, parce que, grâce à cet amincissement, elle est toujours accompagnée d'une certaine procidence du globe en arrière.

1° SYMPTÔMES OBJECTIFS ET FONCTIONNELS. — Ce sont ceux de la myopie. Toutefois, les caractères suivants relèvent directement de la présence du staphylôme :

1° L'œil s'allonge et prend manifestement une forme ovoïde, qu'on peut constater facilement en le faisant tourner fortement en dedans et en le comparant avec d'autres yeux sains.

2° Sa mobilité est diminuée. En effet, dans l'œil normal, la plus forte rotation en dedans permet à la moitié interne de la cornée de se cacher dans la commissure interne des paupières, et la plus forte rotation en dehors fait arriver le bord externe de la cornée jusqu'à la commissure externe. Des mouvements aussi étendus ne sont pas possibles à l'œil myope, dont le pôle postérieur arc-boute contre les parois latérales de l'orbite (Mayer).

3° Les muscles droits internes deviennent insuffisants et on voit souvent survenir un strabisme divergent. En effet, la diminution de mobilité de l'œil gêne les mouvements de convergence, qui sont cependant indispensables au myope, puisqu''il ne peut voir que les objets très-rapprochés. Aussi les muscles droits internes, continuellement en action, se fatiguent-ils assez vite. Celui qui est le plus faible se relâche, ce qui produit immédiatement une diplopie qui fait voir au malade les lettres doubles, les lignes superposées, et gêne considérablement la vision. Le malade lutte, fait des efforts de convergence qui le fatiguent (asthénopie musculaire); à la longue il prend le parti de renoncer à la vision binoculaire, et dévie son œil en dehors, pour l'exclure de la vision.

2° Symptômes ophthalmoscopiques. — Ils sont très-caractéristiques :

1° *Aspect.* — Le staphylôme postérieur se présente sous forme d'une tache blanche, brillante, nacrée comme toutes les plaques atrophiques de la choroïde.

2° *Situation.* — Cette tache est toujours située du même côté que la macula, à savoir, sur le côté externe de la papille à l'image droite et sur son côté interne à l'image renversée. Très-exceptionnellement elle est placée en haut ou en bas de la papille.

3° *Forme.* — Sa forme est celle d'un croissant (1er degré), dont la concavité embrasse le diamètre vertical de la papille et dont la convexité est tournée du côté de la tache jaune, qu'elle peut même atteindre.

Ce croissant peut parfois prendre une forme annulaire et entourer la papille dans ses deux tiers ou dans sa totalité, ce qui constitue les 2e et 3° degrés du staphylôme, selon Desmarres.

Dans certains cas il peut être tellement petit, qu'il forme un simple liséré blanc.

4° *Coloration.* — Elle a une coloration d'un blanc nacré qui rehausse l'éclat des vaisseaux qui passent au-devant d'elle. Parfois elle présente un peu de pigment sur sa surface et laisse voir les traces de quelques restes de vaisseaux choroïdiens non encore disparus.

5° *Bords.* — Ils sont ordinairement nettement limités par une courbe régulière bordée de pigment, ce qui indique l'arrêt de la maladie. S'ils sont déchiquetés, entourés d'une choroïde plus pâle qu'ailleurs, cela indique les progrès du mal.

Tels sont les caractères que la tache revêt, en tant que tache atrophique. Voici comment on reconnaît qu'elle est en même temps staphylomateuse :

6° *Changement dans la direction des vaisseaux rétiniens.* — Les vaisseaux rétiniens passant au-devant d'elle, sont rectilignes, moins flexueux que d'ordinaire, à cause du refoulement en arrière de la rétine, qui participe à l'ectasie et dont ils suivent la distension.

7° *Changement dans l'aspect de la papille.* — La papille, ayant un de ses côtés enfoncé dans le staphylôme, n'est plus vue de face mais de profil, de trois quart par

exemple, de sorte que nous la voyons très-ovale et ré-
trécie dans le sens de sa largeur.

8° *Changement dans l'état dioptrique de l'œil.* — L'état
dioptrique de l'œil est changé. Avec le simple réflecteur,
on voit l'image réelle et renversée de la papille et des
vaisseaux rétiniens. Cette image se reconnaît en ce
qu'elle semble exécuter des mouvements dans le même
sens que ceux du globe et en sens inverse de ceux de
l'observateur. (*Voir diagnostic ophthalmoscopique des
anomalies de la réfraction.*)

COMPLICATIONS. — On trouve souvent les complications
suivantes :

1° *Des taches d'atrophie chroroïdienne*, soit du côté
de l'ora-serrata, soit dans la macula où elles produisent
alors des scotomes centraux.

2° *La liquéfaction partielle du corps vitré.*

3° *Des flocons du corps vitré* dus à de petits épanchements de sang.

4° *Des photopsies*, à cause de la compression que subit
la rétine.

5° *L'opacité du cristallin*, par suite d'un vice de nutrition de la lentille, par une choroïde altérée.

6° *Le décollement de la rétine*, ce qui amène la perte
soudaine de la vision dans l'œil atteint.

7° *Le glaucome* , lorsque la sclérotique étant devenue
moins élastique avec l'âge, ne se laisse plus distendre et
lorsque l'hypersécrétion de la choroïde continue.

CAUSE. — La cause de la scléro-choroïdite postérieure
ou de la myopie est l'hérédité. C'est une maladie des

classes civilisées, résultat du travail et de l'application des yeux sur des objets rapprochés.

Ce qui caractérise surtout cette affection, c'est une hypersécrétion de sérosité due à la choroïde. C'est cette hypersécrétion qui donne naissance au staphylôme postérieur. Mais d'où vient que celui-ci occupe toujours le côté externe de la papille et qu'il a un siége constant?

C'est parce qu'à ce niveau la sclérotique présente dans la vie fœtale une solution de continuité (hiatus sclérotical d'Ammon) et subit ensuite, chez les myopes, un arrêt de développement qui l'empêche de résister autant qu'ailleurs à la pression intra-oculaire.

Diagnostic. — Il ne peut y avoir des difficultés que dans les cas suivants :

Si le staphylôme est très-petit, il peut être confondu :

1° Avec une papille normale qui paraîtrait agrandie. Mais avec un peu d'attention, on peut constater la ligne d'un gris foncé qui sépare ces deux parties l'une de l'autre.

2° Avec une papille physiologique à double contour.

3° Avec une atrophie choroïdienne péripapillaire, comme on en rencontre chez certains vieillards et quelquefois dans le glaucome.

Dans ces différents cas, on évitera toute méprise : 1° en faisant l'examen de la vision avec les verres concaves ; 2° en recherchant l'état dioptrique de l'œil, au moyen du simple réflecteur.

4° Les plaques fibreuses de la rétine ne ressemblent en rien au staphylôme, puisqu'elles masquent les vaisseaux rétiniens et qu'elles siégent sur le côté externe de la papille à l'image renversée, tandis que la tache staphylomateuse siége à son côté interne, et se trouve sur un plan postérieur aux vaisseaux rétiniens qui passent au-devant d'elles.

MARCHE. — Le staphylôme postérieur a une marche stationnaire ou progressive.

PRONOSTIC. — Il dépend du degré de myopie, de sa marche et des complications qui se présentent. En général il n'est pas grave, puisque presque tous les myopes ont un staphylôme postérieur.

TRAITEMENT. — Celui de la myopie.

ARTICLE V

CHOROÏDITE SYPHILITIQUE

La choroïdite syphilitique peut se montrer sous la forme de choroïdite exsudative et de choroïdite atrophique. Le diagnostic s'établit alors par la connaissance des antécédents ou par la présence de manifestations diathésiques, soit dans d'autres membranes de l'œil, soit dans d'autres tissus. Mais il y a une autre variété de choroïdite spécifique, qui a un cachet de spécificité assez particulier pour mériter une description à part.

1° SYMPTÔMES FONCTIONNELS. — 1° *Début*. — Ordinairement assez lent.

2° *Brouillards*. — Sensation d'un brouillard qui voile les objets et que le malade compare souvent à une toile d'araignée flottant devant ses yeux.

3° *Vision centrale.* — Affaiblie d'une façon fort variable, quelquefois même perdue pendant les moments de crise, par suite de la compression qu'éprouvent les éléments nerveux de la rétine.

4° *Vision périphérique.* — Elle présente souvent des lacunes, des scotomes circulaires ou demi-circulaires autour du point de fixation.

5° *Photopsies.* — Le malade voit souvent des éclairs de feu devant ses yeux.

6° *Photophobie.* — Il est très-impressionnable à la lumière. Lorsqu'elle est très-vive elle l'éblouit ; lorsqu'elle est de médiocre intensité, elle est insuffisante pour lui permettre de lire.

7° *Daltonisme.* Les couleurs jaune et bleu sont difficilement perçues, contrairement à ce qui a lieu dans l'atrophie de la papille.

8° *Marche de l'affection par accès.* — Le malade perd en quelque sorte la vision pendant huit ou quinze jours, sans que les désordres ophthalmoscopiques paraissent plus prononcés, puis il la recouvre.

9° *Affection ordinairement monoculaire.*

2° Symptômes ophthalmoscopiques. — 1° *Trouble général du corps vitré*, laissant voir l'image ophthalmoscopique, mais voilant son éclat d'une façon uniforme. La papille, quoique voilée, paraît rouge soit par suite d'un phénomène de diffraction de la lumière, soit parce qu'elle est réellement congestionnée.

2° *Flocons.* — Leurs caractères ici sont d'être très-fins, à peine visibles, et de former, par leur réunion, une sorte de nuage mobile. Lorsqu'il y en a quelques-uns de plus gros, ils affectent de préférence la forme circulaire ou demi-circulaire.

3° *Choroïde.* — Au début elle ne paraît pas altérée, mais à la longue elle présente, soit du côté de la macula, soit vers l'ora-serrata, des taches exsudatives ou atrophiques, disposées par groupes et n'ayant pas de tendance à se réunir entre elles.

4° *Rétine.* — La rétine peut participer à la maladie, en présentant les symptômes de la rétinite séreuse ou de la rétinite exsudative. L'affection prend alors le nom de rétino-choroïdite spécifique. Plus souvent elle s'atrophie, ainsi que la papille, ce dont on juge par la blancheur de celle-ci, par la diminution du calibre des gros vaisseaux et par l'infiltration de pigment dans la membrane nerveuse. Il s'agit alors d'une rétino-choroïdite pigmentaire syphilitique.

Diagnostic. — C'est le trouble du corps vitré qui est ici caractéristique. Il n'est jamais assez prononcé pour empêcher de voir la papille; il est toujours suffisant pour la rendre nuageuse. Ce trouble est uniforme, rarement accompagné de flocons visibles à l'ophthalmoscope, et persiste pendant fort longtemps.

Ce qui achève de donner une certitude complète au diagnostic, c'est la présence d'autres manifestations spécifiques sur les membranes de l'œil, comme nous l'avons déjà indiqué dans l'étude des choroïdites disséminées syphilitiques.

Pronostic. — Il est grave, car la maladie a une tendance à se propager à la rétine. On voit souvent le trouble du corps vitré ne disparaître qu'après 12 ou 15 mois de traitement.

Traitement. — C'est le traitement mixte avec les frictions mercurielles et l'iodure de potassium à l'intérieur qui donne les résultats les plus favorables. Les instillations d'atropine, les vésicatoires volants à la nuque, ainsi que les bains sulfureux sont de bons adjuvants.

ARTICLE VI

APOPLEXIE DE LA CHOROÏDE

Nous avons décrit les apoplexies de la rétine sous le nom de rétinite apoplectique, parce qu'elles accompagnent souvent les altérations inflammatoires de cette membrane. Les apoplexies de la choroïde, au contraire, sont le plus souvent des accidents isolés.

Le sang extravasé hors des vaisseaux choroïdiens peut s'épancher : 1° entre la sclérotique et la choroïde; 2° entre la choroïde et la rétine, dont il peut provoquer le décollement; 3° dans l'intérieur du corps vitré; 4° enfin dans l'épaisseur même de la choroïde. C'est ce dernier cas que nous décrivons ici.

1° Symptômes fonctionnels. — Ils sont nuls en quelque sorte si l'apoplexie siége à la périphérie. — Ils ressemblent à ceux de la rétinite apoplectique, si elle atteint la macula.

2° Symptômes ophthalmoscopiques. — Ce sont des taches rouges, arrondies, situées surtout du côté de l'ora-ser-

rata, et au-devant desquelles passent les vaisseaux rétiniens.

Lorsqu'elles se résorbent, elles changent de couleur,
deviennent jaunâtres, disparaissent et laissent à leur
place une plaque blanche atrophique bordée de pigment.

CAUSES. — Ce sont : 1° les contusions de l'œil; 2° les
maladies dans lesquelles il y a gêne dans la circulation
générale (maladies du cœur, des vaisseaux), ou gêne
seulement dans la circulation locale de l'œil (glaucome,
hydrophthalmie, scléro-choroïdite), etc.

DIAGNOSTIC. — Elles se distinguent des apoplexies de la
rétine : 1° par leur siége dans la région de l'ora-serrata;
2° par leur forme arrondie et non striée; 5° par leur situation en arrière des vaisseaux rétiniens; 4° enfin par
l'absence de toute altération dans la rétine.

TRAITEMENT. — Même traitement que celui de la rétinite apoplectique.

ARTICLE VII

DÉCHIRURE DE LA CHOROÏDE

Une contusion de l'œil peut provoquer la rupture de
la choroïde. Il y a alors écoulement de sang assez prononcé pour empêcher de voir la lésion. Lorsqu'il est
résorbé, on constate une large tache blanche, bordée
de pigment, ordinairement demi-circulaire, concentrique à la papille et passant généralement par la ma-

cula. Cette tache blanche n'est autre chose que la sclérotique vue à travers la choroïde déchirée.

Le trouble visuel est considérable si la tache jaune est atteinte ou s'il y a d'autres désordres dans l'intérieur de l'œil.

ARTICLE VIII

DÉCOLLEMENT DE LA CHOROÏDE

Cette affection, très-rare, peut être produite par une tumeur placée entre la sclérotique et la choroïde ou par un épanchement de sang.

On voit au fond de l'œil une sorte de tumeur sphérique, de couleur foncée, immobile dans les mouvements du globe, sans plis, sans oscillations. Les vaisseaux rétiniens passent sur sa surface, et, en arrière de leur plan, on peut quelquefois reconnaître les vaisseaux choroïdiens.

La rétine est d'abord légèrement décollée; mais lorsque son décollement est considérable, le diagnostic est fort difficile. On prendra en considération la couleur sombre de la tumeur et les antécédents.

Les troubles visuels sont très-considérables et l'affection se termine par une irido-choroïdite qui amène la phthysie du globe.

ARTICLE IX

TUMEURS DE LA CHOROÏDE

Les tumeurs de la choroïde sont presque toujours des sarcomes.

Variétés :

1° Sarcome du cercle ciliaire.

2°   —   de la partie postérieure de l'œil.

1° SARCOME DU CERCLE CILIAIRE.

1° SYMPTÔMES OBJECTIFS.

1° Il y a souvent une rougeur périkératique correspondant au point occupé par la tumeur.

2° La chambre antérieure diminue de profondeur dans le point où le sarcome se développe, car l'iris est repoussé en avant.

3° L'iris peut être décollé de ses attaches ciliaires.

4° La tension du globe est augmentée et la période glaucomateuse arrive rapidement.

2° SYMPTÔMES OPHTHALMOSCOPIQUES.

1° Avec le miroir, on voit une tumeur noire arrondie s'élever par derrière l'iris et apparaître dans le champ pupillaire.

2° Il n'y a pas de décollement de la rétine, car au voisinage de l'ora-serrata cette membrane est très-intimement unie à la choroïde.

2° SARCOME DES PARTIES POSTÉRIEURES.

1° *Période de début*. — Le début est lent, insidieux, sans douleur, sans changement dans l'aspect extérieur de l'œil, accompagné d'un trouble visuel souvent à peine appréciable.

De Græfe pensait qu'il y a presque toujours alors une infiltration séreuse de la rétine, mais il déclarait le diagnostic en quelque sorte impossible.

2°. *Période de décollement de la rétine.* — Tout à coup un décollement de la rétine se manifeste. Ce décollement masque la tumeur, et son diagnostic avec un décollement simple est souvent fort difficile.

Toutefois, malgré le décollement, on pourra dans certains cas constater par derrière la rétine la présence de vaisseaux capillaires de nouvelle formation, manifestement différents des vasa vorticosa. Ils siégent sur la surface de la tumeur et sont entremêlés de taches blanches et noires très-apparentes.

Œil de chat amaurotique. — Dans certains cas, la rétine décollée s'épaissit et renvoie le reflet chatoyant connu sous le nom d'œil de chat amaurotique de Beer. C'est un excellent signe, mais qui est loin d'être constant.

3° *Période glaucomateuse.* — La tumeur, en se développant, donne naissance à un véritable glaucome aigu. Les douleurs névralgiques sont atroces et la confusion avec un glaucome ordinaire est presque inévitable, si on n'a pas connaissance des antécédents, si l'examen ophthalmoscopique est rendu impraticable par le trouble des milieux de l'œil et si celui-ci n'a pas l'aspect de l'œil de chat amaurotique.

4° *Période de perforation de l'œil et de généralisation.* — La tumeur, en continuant son développement, remplit tout le globe de l'œil, le dilate, s'étend souvent du côté du nerf optique et finit par rompre soit la cornée, soit la sclérotique, pour se répandre au dehors et envahir les parties voisines. A ce moment la période glaucomateuse est terminée et il se fait une rémission notable dans les douleurs. Dans certains cas l'œil s'atrophie, mais la tumeur n'en continue pas moins sa marche envahissante.

A ce moment le malade présente tous les symptômes de la cachexie cancéreuse. Le foie est souvent atteint et la mort ne tarde pas à survenir.

DIAGNOSTIC.

1° *Décollement simple.* — Lorsque le décollement de la rétine masque la tumeur et qu'on n'a pas pour se guider le reflet chatoyant de l'œil de chat amaurotique, le diagnostic avec un décollement simple est très-difficile. On prendra en considération les caractères suivants :

1° Le siége insolite du décollement. On sait que son siége de prédilection est en bas.

2° Son aspect. Les mouvements d'ondulations de la rétine sont peu considérables, car c'est la masse de la tumeur qui remplit en grande partie la poche rétinienne soulevée.

3° Son étendue rapidement considérable.

4° L'absence des causes ordinaires de cette affection (myopie, traumatisme, produits exsudatifs dans le corps vitré).

5° La tension du globe. Il est de règle qu'elle est diminuée dans les décollements simples, augmentée dans les décollements compliqués. Ce signe a une grande valeur.

6° La présence de vaisseaux capillaires de nouvelle formation par derrière la rétine, et entremêlés à des taches blanches et noires. Ce signe est pathognomonique, mais souvent assez difficile à constater.

2° *Gliome de la rétine.* — Ici l'œil de chat amaurotique est de règle, tandis que le sarcome de la choroïde est généralement masqué sous un décollement de la rétine d'aspect ordinaire (Wecker).

L'âge du malade est un des meilleurs signes de diagnostic, puisqu'on ne constate le gliome qu'avant 15 ans environ et le sarcome qu'après cet âge et surtout entre 40 et 50 ans.

MARCHE. — La marche est variable. Ces tumeurs mettent en moyenne plusieurs années avant de remplir le globe et de se généraliser.

PRONOSTIC. — Il est excessivement grave, d'autant plus que la tumeur a tendance à récidiver. Toutefois on ne les observe pas dans les deux yeux, à l'inverse de ce qui se passe quelquefois pour les gliomes de la rétine.

TRAITEMENT. — Il consiste dans l'énucléation de l'œil. On fait en sorte de couper le nerf optique le plus loin possible du globe. Si le néoplasme a envahi l'orbite, il faut enlever toutes les parties atteintes.

CHAPITRE V

DES AFFECTIONS DU CORPS VITRÉ

Les affections du corps vitré sont bien moins des affections qui prennent naissance dans ce milieu lui-même que des altérations engendrées par les membranes profondes, et notamment par la choroïde.

Elles sont relatives : 1° à sa consistance ; 2° à sa transparence. Nous décrirons successivement :

1° Le ramollissement du corps vitré.

2° Les flocons du corps vitré.

3° L'apoplexie du corps vitré.

4° Les corps étrangers du corps vitré. Cysticerques.

ARTICLE I

RAMOLLISSEMENT DU CORPS VITRÉ (SYNCHISIS)

Lorsque le corps vitré perd sa densité normale qui est gélatineuse et se liquéfie, on dit qu'il y a synchisis.

VARIÉTÉS. — 1° *Synchisis simple*, quand le corps vitré liquéfié conserve toute sa transparence.

2° *Synchisis composé*, quand il est trouble et présente des corps flottants, qui nagent dans son intérieur. Ce dernier seul est du ressort de l'ophthalmoscope.

1° **Synchisis simple.** — Il est total ou partiel ; il se limite en effet souvent aux parties antérieures ou postérieures du corps vitré.

SYMPTÔMES OBJECTIFS.

1° *Tremblement de l'iris.* — On voit l'iris trembloter surtout à sa périphérie, dans les différents mouvements de l'œil. Ce fait ne saurait exister que si le cristallin, qui sert de point d'appui à l'iris, ballotte lui-même par suite du relâchement ou de la déchirure de son ligament suspenseur. Ce signe est pathognomonique, mais il manque souvent.

2° *Changement dans la pression intra-oculaire.* — Les yeux ramollis contiennent toujours un corps vitré liquéfié. Mais la dureté de l'œil n'est pas incompatible avec cet état. Cela dépend du degré de plénitude du globe.

Il n'y a ni symptômes ophthalmoscopiques, ni symptômes fonctionnels, car la vision n'est nullement altérée.

CAUSES. — Le synchisis total arrive dans les anciennes choroïdites, dans les hydrophthalmies, à la suite d'un corps étranger ayant pénétré dans le corps vitré (corps étranger, cristallin luxé ou abaissé), après la perte d'une partie considérable de l'humeur vitrée.

Le synchisis partiel s'observe le plus souvent en arrière, dans les yeux myopes.

DIAGNOSTIC. — Il ne peut se faire que lorsqu'on trouve les signes objectifs que nous avons signalés. Dans les autres cas, ainsi que dans le synchisis partiel, on ne peut soupçonner le ramollissement du corps vitré que d'après les affections qui lui donnent habituellement naissance.

PRONOSTIC. — Il n'est pas grave en lui-même, mais dans les opérations pratiquées sur de pareils yeux, on doit craindre la sortie d'une quantité plus ou moins considérable d'humeur vitrée.

ARTICLE II

FLOCONS DU CORPS VITRÉ (SYNCHISIS COMPOSÉ)

On désigne ainsi les corps mobiles visibles à l'ophthalmoscope, qui flottent dans le corps vitré plus ou moins liquéfié.

Variétés. — 1° Flocons sous forme de poussière ou de toile d'araignée.

2° Flocons noirâtres, en gros grains.

3° Flocons membraneux.

4° Flocons de cholestérine.

1° Flocons en poussière.

1° Symptômes fonctionnels.

1° *Vision centrale.* — Le malade voit au-devant de ses yeux une sorte de toile d'araignée qui lui voile les objets. Le trouble visuel est beaucoup plus considérable que dans le cas de flocons opaques même nombreux, car ceux-ci laissent toujours entre eux des intervalles transparents.

2° *Vision périphérique.* — Conservée.

2° Symptômes ophthalmoscopiques. — Les flocons aussi ténus qu'une fine poussière ne sont souvent pas visibles, à moins qu'ils ne se trouvent entremêlés de quelques grains plus gros. Ils semblent former par leur réunion une sorte de nuage grisâtre, susceptible de certains déplacements et voilant le fond de l'œil. Pour les voir, il est préférable de se servir du miroir sans la lentille et d'un faible éclairage.

La papille vue à travers cette opacité nébuleuse prend souvent un aspect d'un rouge plus foncé que d'habitude. Cet effet est dû à une diffraction de la lumière, analogue à ce que l'on constate, en regardant les astres, à travers une atmosphère remplie de vapeur.

CAUSES. — Ils sont dus, soit à un trouble de nutrition du corps vitré par suite d'une choroïdite préexistante, soit à la migration d'éléments inflammatoires fournis par la choroïde altérée.

On les rencontre surtout dans la choroïdite syphilitique dont ils sont en quelque sorte caractéristiques.

DIAGNOSTIC. — *OEdème de la rétine.* — Le trouble général du corps vitré voile l'image ophthalmoscopique et peut faire croire à l'œdème de la rétine. Nous avons vu plus haut le diagnostic différentiel.

2° **Flocons noirâtres en gros grains.**

1° SYMPTÔMES FONCTIONNELS.

1° *Début.* — Il est souvent assez brusque.

2° *Vision centrale.* — Quand il n'y a qu'un ou plusieurs flocons, le malade peut continuer à lire et à écrire. Il se plaint seulement de voir flotter devant ses yeux de petits corps noirs qu'il compare à des mouches, à des insectes. Quand il y a un grand nombre de flocons, il voit par moment le mot qu'il fixe, puis ce mot disparaît tout à coup. Il lève alors instinctivement la tête et les yeux à chaque instant, comme pour déplacer les flocons qui se

trouvent au-devant de son point de fixation. Cette attitude est caractéristique.

La vision au réveil est améliorée par suite du repos
des yeux pendant la nuit et de l'accumulation des flocons dans les parties déclives du corps vitré.

3° *Vision périphérique.* — Conservée.

2° Symptômes ophthalmoscopiques. — Pour découvrir ces
flocons, il faut se servir simplement du miroir, et éclairer l'œil en le faisant mouvoir en divers sens. Il est bon
tantôt de s'en rapprocher, tantôt de s'en éloigner d'une
certaine distance, afin de concentrer successivement le
foyer lumineux dans les différentes couches du corps
vitré. On voit alors passer au-devant du fond rouge de
l'œil des corpuscules noirâtres qui se déplacent souvent
avec une extrême rapidité, en rapport avec le degré de
liquéfaction de l'humeur vitrée.

Causes. — Ils sont dus à de petits épanchements de
sang qui proviennent très-rarement de la rétine, presque
toujours des parties antérieures de la choroïde. C'est là
en effet que cette membrane est le plus vasculaire et
elle n'est séparée à ce niveau de l'humeur vitrée que
par l'hyaloïde et la rétine réduite à quelques faisceaux
de tissu cellulaire. On peut quelquefois reconnaître la
place de la déchirure de la rétine à une petite tache
blanchâtre bordée de pigment.

Ces petits épanchements de sang sont fréquents dans
la myopie, dans les différentes variétés de choroïdites,
dans les troubles de la circulation générale (suppression
d'hémorrhoïdes, perte des règles, etc.).

Diagnostic. — On ne confondra pas ces flocons :

1° *Avec des opacités siégeant dans le cristallin.*

En effet, celles-ci se meuvent en même temps que le cristallin se meut lui-même dans les divers déplacements du globe ; mais la même position de l'œil les ramène toujours à la même place. Les flocons, au contraire, se déplacent tantôt d'un côté, tantôt d'un autre, d'une façon irrégulière. Enfin l'éclairage latéral décèle toujours les opacités cristalliniennes, jamais les flocons.

2° *Avec les mouches volantes physiologiques.* Celles-ci ne sont jamais visibles à l'ophthalmoscope ; les flocons le sont toujours.

3° *Avec les scotomes.* Ceux-ci ont une place fixe, immuable par rapport au point de fixation et tiennent le plus souvent à une altération appréciable des membranes profondes.

3° **Flocons membraneux.**

1° Symptômes fonctionnels.

1° *Début.* — Lent.

2° *Vision centrale.* — Plus ou moins compromise.

3° *Vision périphérique.* — Elle est perdue du côté opposé au siége occupé par de vastes fausses membranes.

2° Symptômes ophthalmoscopiques. — Comme leur nom l'indique, ce sont de véritables fausses membranes, s'enroulant sur elles-mêmes et flottant dans l'œil. Parfois elles sont complétement adhérentes ; parfois elles sont fixes par une seule de leurs extrémités, l'autre restant mobile.

Causes. — Ces flocons membraneux tiennent soit à des dépôts fibrineux, produits par des épanchements de sang considérables, soit à des produits exsudatifs déposés dans le corps vitré à la suite d'anciennes choroïdites.

Diagnostic. — De vastes fausses membranes, siégeant dans les parties déclives du corps vitré, pourraient faire croire à un décollement de la rétine. Nous avons vu plus haut les éléments du diagnostic. (*Voir décollement.*)

4° Flocons de cholestérine (synchisis étincelant).

1° Symptômes fonctionnels.

1° *Vision centrale.* — Ils apparaissent au malade sous forme de mouches volantes, ou d'un nuage qui gêne plus ou moins la vision.

2° Symptômes ophthalmoscopiques. — Ces cristaux réfléchissent fortement la lumière et se présentent sous la forme de petits disques dorés ou argentés, qui nagent dans le corps vitré. On croirait voir en miniature, dans l'œil, une véritable pluie d'or (d'où leur nom de synchisis étincelant). Ces cristaux se rencontrent quelquefois avec d'autres flocons auxquels ils adhèrent.

Causes. — Ils proviennent de la précipitation à l'état solide des sels de cholestérine, normalement contenus à l'état de dissolution dans le corps vitré, et cela sous l'influence de causes encore inconnues. Tout ce que l'on sait, c'est qu'ils coïncident quelquefois avec l'abaissement du cristallin, avec un décollement de la rétine, etc.

On les observe aussi dans des yeux où il n'y a pas la moindre lésion appréciable dans les membranes profondes.

PRONOSTIC DES FLOCONS EN GÉNÉRAL. — Les flocons sanguins noirâtres se résorbent assez facilement; les flocons membraneux exsudatifs sont au contraire très-longs à guérir et témoignent d'une altération profonde de la choroïde. Ceux qui sont en forme de poussière et sont dus à une choroïdite spécifique, demandent souvent 1 an à 2 ans pour disparaître. Enfin, les cristaux de cholestérine persistent également pendant fort longtemps.

TRAITEMENT. — On fera le traitement de la maladie choroïdienne qui a donné naissance aux flocons.

Pour favoriser leur résorption, l'iodure de potassium à l'intérieur, les douches chaudes sous les yeux sont de bons adjuvants. Le malade devra porter des lunettes bleues, afin de ne pas voir les flocons qui le gênent et le tourmentent.

ARTICLE III

APOPLEXIE GÉNÉRALE DU CORPS VITRÉ

C'est une affection caractérisée par un épanchement de sang, assez abondant pour remplir une grande partie de l'humeur vitrée. C'est une simple question de quantité, qui les sépare des petits épanchements de sang ordinaires, donnant lieu aux flocons proprements dits.

1° SYMPTÔMES FONCTIONNELS. — Ils sont caractéristiques :

1° *Début*. — Il est brusque, soudain, sans douleur.

2° *Vision centrale*. — Elle est immédiatement abolie, au point que le malade peut à peine distinguer le jour de la nuit.

3° *Vision périphérique*. — Elle est également abolie.

4° *Phosphènes*. — Ils sont tous conservés, car la rétine reste indemne en arrière de l'épanchement.

5° *Affection toujours monoculaire.*

2° Symptômes ophthalmoscopiques. — 1° *Impossibilité complète d'éclairer le fond de l'œil. Reflet noirâtre de la pupille*. — Ici quelle que soit l'intensité de la lumière projetée par le miroir, elle est interceptée par le sang épanché et la pupille ne renvoie à l'observateur qu'un reflet complétement noir.

2° *Coloration rouge du sang épanché*. — Avec le miroir et mieux encore avec l'éclairage oblique, on peut, dans certains cas, voir la coloration rouge du sang épanché, lorsque l'hémorrhagie siége dans les couches voisines du cristallin.

Causes. — Elles doivent être recherchées :

1° Dans un trouble de la circulation générale (maladie du cœur, suppression du flux hémorrhoïdal, des menstrues) ;

2° Dans un trouble de la circulation locale (glaucome-irido-choroïdite) ;

3° Dans la diminution brusque de la pression intra-oculaire, surtout lorsqu'elle était exagérée (iridectomie dans le glaucome, sortie du corps vitré).

Anatomie pathologique. — Dans la grande majorité des

cas, le sang provient des vaisseaux antérieurs de la choroïde. C'est à ce niveau que cette membrane est le plus vasculaire et le sang, pour pénétrer dans le corps vitré, n'a qu'à traverser la rétine, considérablement amincie, et la membrane hyaloïdienne.

Les vaisseaux rétiniens sont d'un calibre plus petit que ceux de la choroïde. Lorsqu'ils sont rompus, la membrane limitante de la rétine, s'oppose au passage du sang dans le corps vitré et favorise aussi son infiltration dans l'épaisseur même de la membrane nerveuse. Voilà pourquoi les apoplexies du corps vitré ne proviennent que très-exceptionnellement des vaisseaux rétiniens.

Diagnostic. — La perte soudaine de la vision centrale et de la vision périphérique, avec conservation de tous les phosphènes, forme un ensemble pathognomonique. Ces trois symptômes réunis suffisent à distinguer cette affection des autres maladies, caractérisées également par la perte soudaine de la vision dans un seul œil. (Voir *embolie*.)

Si on prend pour base de diagnostic, les symptômes revélés par l'ophthalmoscope, on verra qu'ils sont également caractéristiques. En effet, le reflet noirâtre renvoyé par la pupille vivement éclairée ne peut se retrouver que dans les cataractes noires et, jusqu'à un certain point seulement, dans les vastes décollements de la rétine. Or dans le premier cas, l'éclairage oblique fait toujours constater sur la lentille la présence des stries étroites et serrées. Quant au décollement, il présente un reflet grisâtre plutôt que noir, et permet de voir les vaisseaux rétiniens flotter sur la partie décollée.

PRONOSTIC. — L'apoplexie du corps vitré peut guér r au bout de dix à douze mois, si elle ne se renouvelle pas. Toutefois il reste presque toujours dans l'humeur vitrée, quelques flocons, traces indélébiles de l'ancien épanchement.

L'expérience prouve que les hémorrhagies des couches antérieures sont moins graves que celles des couches postérieures. Elles sont, en effet, en rapport de voisinage avec le cercle ciliaire, dont la grande activité circulatoire favorise leur résorption.

TRAITEMENT. — Pour faire résorber le sang épanché, on emploie les collyres d'atropine et d'esérine alternativement instillés dans l'œil; les frictions stimulantes autour de l'orbite; les vésicatoires volants à la nuque.

Pour s'opposer au retour d'une nouvelle hémorrhagie, on doit conseiller quelques sangsues à l'anus, surveiller l'état du flux menstruel, prescrire quelques laxatifs légers, quelquefois l'usage de la digitale.

ARTICLE IV

CORPS ÉTRANGERS DANS LE CORPS VITRÉ

Lorsqu'un corps étranger a pénétré dans le corps vitré (éclat de capsule, grain de plomb, etc.), il en gagne ordinairement les parties les plus déclives. On peut alors le voir avec le miroir, d'autant plus facilement, que le cristallin, jouant le rôle de loupe, le fait paraître avec des dimensions agrandies.

Au bout de certain temps, il s'entoure de lymphe plastique et s'enkyste ou bien donne lieu à une choroïdite suppurative.

Lorsqu'il est enkysté, il peut séjourner pendant fort longtemps dans l'œil, sans déterminer d'accidents graves. Ceux-ci peuvent cependant apparaître après de nombreuses années et l'autre œil peut être atteint d'ophthalmie sympathique.

ARTICLE V

CYSTICERQUES DU CORPS VITRÉ

Les cysticerques du corps vitré sont rares en France, en Angleterre, plus communs en Allemagne. Voici les principaux caractères qu'ils présentent :

1° On voit dans le corps vitré une vésicule transparente, ovoïde, blanc bleuâtre, fixe ou paraissant se déplacer légèrement dans les mouvements de l'œil.

2° Dans certains cas on distingue, par moments, à l'une de ses extrémités, le cou et la tête de l'animal.

3° Le corps vitré se trouble. La rétine se décolle et souvent il se déclare une irido-choroïdite, qui amène l'atrophie du globe.

CHAPITRE VI

DES AMBLYOPIES ET AMAUROSES
PROPREMENT DITES

Nous désignons sous ce nom l'affaiblissement ou la perte de la vision, sans lésions ophthalmoscopiques appréciables.

D'après les causes, on peut établir les variétés suivantes :

1° Amblyopie et amaurose cérébrale.
2°   —   toxique.
3'   —   glycosurique.
4°   —   hystérique.
5°   —   réflexe.
6°   —   par défaut d'usage.
7°   —   simulée.

1° Amblyopie et amaurose cérébrale. — Trois cas principaux peuvent se présenter :

1° La perte de la vision est progressive. Il faut alors songer au début d'une atrophie des papilles, car celles-ci ne deviennent blanches qu'après trois ou quatre mois environ.

2° La perte de la vision est immédiate ou très-rapide. Cet état peut être dû à un trouble circulatoire de l'encéphale (spasme de certains vaisseaux) et il est alors passager. S'il est définitif, la papille ne tardera pas à en témoigner.

3° Il y a perte seulement du champ visuel, sous forme d'hémiopie. C'est dans ce cas, surtout, que ce trouble pourra durer fort longtemps, sans se révéler par l'altération de la papille. (Voir *Hémiopie et ses causes.*)

2° Amblyopie toxique. — L'intoxication alcoolique, nicotinique, saturnine, urémique, etc., peut donner lieu à des amblyopies. La plus fréquente et la mieux étudiée est l'amblyopie alcoolique. Les symptômes fonctionnels ressemblent beaucoup à ceux de l'atrophie progressive ; les symptômes ophthalmoscopiques sont nuls.

Amblyopie alcoolique.

Symptômes fonctionnels :

1° *Début.* — Assez rapide.

2° *Vision centrale.* — Promptement affaiblie, au point que le malade peut à peine lire les caractères 10 ou 15 de l'échelle.

3° *Vision périphérique.* — Conservée.

4° *Nyctalopie.*

5° *Daltonisme.* — Le malade ne distingue plus les couleurs, surtout celles qui sont brillantes. Il confond la monnaie d'or et d'argent.

6° *Hallucinations de la vue.* — Il a quelquefois des troubles visuels étranges, qui consistent à voir les objets se rapprocher ou s'éloigner, devenir plus gros ou plus petits [1].

----

[1] Daguenet, *Annales d'oculistique*, sept. 1867.

7° *Marche intermittente de la maladie.*

8° *Affection toujours binoculaire.* Les deux yeux sont toujours atteints à un degré égal.

9° *Symptômes généraux d'alcoolisme chronique,* tels que (pituite, tremblement des membres, cauchemars, souvent diplopie et polyopie par contractions spasmodiques des muscles de l'œil).

3° Amblyopie glycosurique. — Elle se montre surtout sous forme d'hémiopie ou de retrécissement concentrique du champ visuel. L'analyse de l'urine peut seule confirmer le diagnostic.

4° Amblyopie hystérique. — L'amblyopie d'un seul œil et surtout de l'œil gauche est la plus commune, et elle s'accompagne souvent d'une analgésie du côté correspondant.

On peut voir survenir également l'amblyopie des deux yeux sous forme d'hémiopie et même l'amaurose double, à la suite d'accès hystériques, de vives contrariétés.... Le propre de ces affections est de survenir assez brusquement et d'être assez souvent passagères.

5° Amblyopie réflexe. — Dans ce groupe se rangent les amblyopies ou amauroses, survenues après une légère commotion de l'œil, ou à la suite d'une irritation prolongée de la 5° paire (cicatrice intéressant le nerf sus-orbitaire, dents cariées). Dans ce dernier cas, l'extraction des dents peut rétablir la vision.

6° Amblyopie par défaut d'usage. — Lorsqu'un œil est strabique et ne concourt plus à la vision, il s'affaiblit peu à peu, sans que l'ophthalmoscope fasse découvrir la moindre lésion. Des exercices méthodiques faits avec des verres grossissants donnent ici d'excellents résultats.

Amaurose simulée. — L'amaurose des deux yeux est très-rarement simulée, tant cet état est gênant pour celui qui l'accuse, mais la simulation de l'amaurose monoculaire est au contraire assez fréquente, surtout chez les conscrits qui veulent être exemptés du service militaire. Voici les moyens de déjouer la fraude :

1° La pupille réagit bien sous l'action de la lumière. Si elle est dilatée par l'atropine, la dilatation sera toujours beaucoup plus considérable que celle qui accompagne la véritable amaurose.

2° Le malade fixant le doigt, tenu à 10 ou 15 centimètres de distance, ne présentera pas de strabisme divergent. Dans l'amaurose réelle, il y a presque toujours une certaine déviation de l'œil en dehors, facilement appréciable par ce moyen. Mais il faut bien se rappeler que tout strabisme divergent est loin d'être toujours accompagné d'amaurose.

3° On place au-devant de l'œil sain de sujet, l'œil prétendu amaurotique restant également ouvert, un prisme de 10 à 15°, dont on tourne la base, soit en haut soit en bas. Si le malade voit deux images du même objet, cela prouve que la vision s'accomplit dans les deux yeux et la simulation est reconnue.

S'il n'avoue pas voir deux images, on se sert d'une lentille biréfringente, qui détermine une diplopie monoculaire très-manifeste. On s'assure ainsi si ses réponses sont exactes.

4° On trace des points à un centimètre les uns des autres sur une feuille de papier, placée à la distance de la
vision distincte du malade. En interposant le doigt ou
une règle à 10 ou 15 centimètres au-devant de la feuille
de papier, le malade verra tous les points et pourra les
compter s'il jouit de la vision binoculaire ; quelques-
uns demeureront inaperçus, s'il ne voit que d'un seul
œil. Il est facile de répéter sur soi-même cette expérience et de voir tout le parti qu'on en peut tirer (procédé
de Cuignet).

5° Flees, médecin hollandais, a construit un petit ap-
pareil, dans lequel le sujet voit de son œil droit ce qu'il
croit voir de son œil gauche et inversement, grâce à des
miroirs réfléchissant les images. La simulation peut être
ainsi facilement reconnue et déjouée.

CHAPITRE VII

DIAGNOSTIC OPHTHALMIQUE DES ANOMALIES
DE LA RÉFRACTION

L'ophthalmoscope peut servir d'optomètre et fournir
un élégant moyen de diagnostic des anomalies de la réfraction, qu'on peut reconnaître sans interroger les malades, sans recourir à l'emploi de verres correcteurs et
dont on peut même mesurer le degré.

Ce moyen consiste à éclairer l'œil avec le miroir, sans la lentille. Toutes les fois que dans ces conditions, on voit nettement l'image de la papille ou d'un vaisseau rétinien, on peut être certain que l'œil est amétrope. Il est myope ou hypermétrope.

1° Œil myope. — Ici la théorie nous enseigne que l'image que l'on voit est une image réelle, renversée et située au-devant de l'œil examiné. C'est cette situation qui sert à la faire reconnaître, grâce aux mouvements apparents qu'elle semble exécuter dans les conditions suivantes :

1° Si, l'observateur fixant par exemple un vaisseau rétinien se porte légèrement à droite, l'image du vaisseau semblera se déplacer vers la gauche et inversement. En résumé, *elle paraîtra toujours exécuter des mouvements opposés à ceux de l'observateur*. Regardez un objet quelconque d'un seul œil à travers un petit orifice, celui de l'ophthalmoscope par exemple, et portez-vous légèrement à droite ou à gauche, le même fait se reproduira. C'est l'illusion du voyageur qui transporté en bateau, croit voir fuir le rivage.

2° Si, l'observateur restant immobile, c'est l'œil observé qui se meut, l'image du vaisseau fixé exécutera des mouvements dans le même sens que ceux du globe (fig. 11).

En effet, lorsque l'hémisphère antérieur de l'œil s'élève, l'hémisphère postérieur s'abaisse; le pont B descend successivement, son image B' s'élève au contraire, de sorte que l'observateur a conscience de son mouvement d'ascension.

3° Comme l'image est située au-devant de l'œil examiné, l'observateur la verra nettement en s'éloignant de cet œil d'une distance assez grande. Plus il se rapprochera, moins elle sera distincte, et quand il en sera trop près, il finira par ne plus la voir.

2° Œil hypermétrope. — 1° Ici l'image que l'on voit est droite, virtuelle, située en arrière de l'œil examiné et, par conséquent, en arrière du plan de l'iris. Or, quand l'observateur se porte à droite, l'image se déplace également vers la droite et inversement. *Elle paraît exécuter des mouvements dans le même sens que ceux de l'observateur.* Regardez un objet à travers le petit trou du miroir tenu immobile, à 15 ou 20 centimètres au-devant de l'œil, exécutez quelques mouvements à droite ou à gauche et vous verrez l'image se déplacer du même côté que vous. Le miroir représente ici le plan de l'iris et l'explication du fait devient évidente.

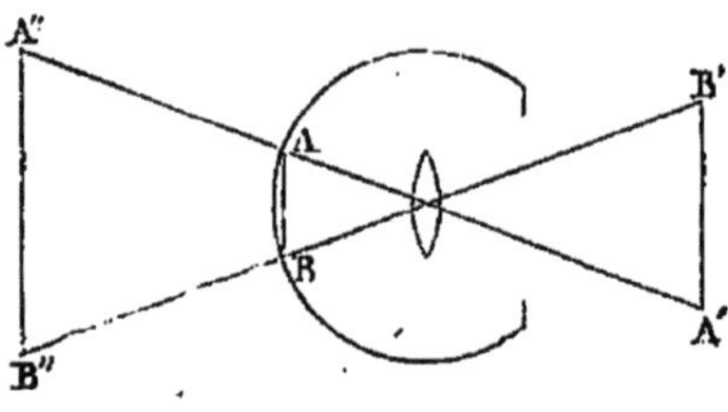

Fig. 11.

2° Lorsque l'observateur restant immobile, l'œil observé se meut, on voit l'image du vaisseau fixe exécuter des mouvements opposés à ceux du globe.

En effet, dans le mouvement d'élévation du globe, le

9.

point B s'abaisse, ainsi que son image virtuelle B″ (fig. 11).

5° Comme l'image est située en arrière de l'œil examiné, plus l'observateur se rapproche de cet œil, plus il la verra nettement, ce qui est le contraire pour l'œil myope.

Degré de l'amétropie. — Une fois la myopie ou l'hypermétropie constatée, il faut en mesurer le degré :

1° *Myopie.* — Pour cela on placé successivement, devant l'œil observé, des verres concaves ou divergents de plus en plus forts. Ceux-ci diminuent de plus en plus la convergence des rayons sortant de l'œil myope et finissent par les rendre parallèles. Le premier verre qui amènera ce parallélisme, c'est-à-dire qui empêchera l'observateur de voir encore l'image réelle et renversée des vaisseaux rétiniens, mesurera exactement le degré de myopie.

2° *Hypermétropie.* — On fait la même expérience avec des verres convexes. Tant que le verre ne sera pas suffisamment fort pour neutraliser l'hypermétropie, on continuera à voir l'image droite. Arrivé au numéro qui corrige complétement le défaut de réfraction, on la verra encore, mais le verre suivant, rendant convergents les rayons qui sortent de l'œil, l'image droite ne pourra plus être aperçue.

Ces épreuves offrent un grand degré de précision, mais elles exigent que l'observateur soit emmétrope, ou ait corrigé son amétropie avec des verres convenables, et qu'il puisse maintenir son accommodation au repos.

3° Astigmatisme. — Le diagnostic ophthalmoscopique de l'astigmatisme réclame une observation assez délicate :

1° Comme le méridien vertical et le méridien horizontal de l'œil, n'ont pas la même réfraction, l'observateur, placé à une distance donnée, pourra voir parfaitement, avec le miroir, les limites supérieure et inférieure de la papille, tandis que les limites latérales resteront confuses ou inversement.

Par la même raison, il verra quelquefois nettement les vaisseaux rétiniens qui suivent une certaine direction, tandis qu'il sera obligé de se rapprocher ou de s'éloigner de l'œil pour distinguer ceux qui vont dans une direction perpendiculaire aux premiers.

2° La papille, vue à l'image renversée, apparaîtra sous la forme d'un ovale à grand axe vertical, si c'est le méridien vertical qui a le minimum de courbure. Vue à l'image droite, elle prendra au contraire la forme d'un ovale à grand axe horizontal. Ces deux épreuves sont nécessaires pour donner la preuve certaine de l'existence de l'astigmatisme. (Knapp.)

3° Dans l'astigmatisme mixte, on peut voir les vaisseaux rétiniens se déplacer dans le même sens que les mouvements de l'œil, lorsque celui-ci se meut de haut en bas, et en sens inverse, lorsqu'il se meut de droite à gauche. Cela indique la myopie du méridien vertical et l'hypermétropie du méridien horizontal.

4° Dans l'astigmatisme irrégulier très-prononcé (staphylôme pellucide, etc.), la papille change de forme à chaque instant. Au moindre déplacement de la lentille, elle paraît allongée tantôt dans un sens, tantôt dans l'autre...

Quant au degré de l'astigmatisme en général, il se mesure avec les verres cylindriques d'une façon beaucoup plus pratique qu'avec l'ophthalmoscope.

N° 1.

On peut avoir trois objets dans l'étude de la vérité : l'un de la découvrir quand on la cherche ; l'autre de la démontrer quand on la possède ; le dernier, de la discerner d'avec le faux quand on l'examine. La méthode de ne point errer est recherchée de tout le monde. Les logiciens font profession d'y conduire, les géomètres seuls y arrivent ; et hors de leur science et de ce qui l'imite, il n'y a point de véritables démonstrations ; elles sont renfermées dans les seuls préceptes que nous avons dits ; ils suffisent seuls ; toutes les autres règles sont inutiles ou nuisibles : voilà ce que je sais par une longue expérience de toutes sortes de livres et de personnes.

N° 2.

La finesse de la vue s'évalue par le degré de ténuité des objets vus à une même distance.

N° 3.

L'unité des échelles typographiques a été obtenue par la mesure de l'objet le plus petit que l'œil puisse distinguer à l'unité de distance.

N° 4.

On désigne sous le nom d'angle visuel l'angle formé par deux droites menées des deux extrémités de l'objet visé au centre de mouvement de l'œil.

N° 5.

L'intensité de l'éclairage ne paraît pas exercer une grande influence sur la détermination de l'acuité visuelle.

N° 6.

L'image du plus petit objet vu distinctement par un œil normal à l'unité de distance

N° 7 1/2.

L'angle minimum correspond à très-peu près à la dimension de l'élé-

N° 10.

discerner le

N° 15.

recherche

N° 30.

renlia

N° 40.

dstb

N° 50.

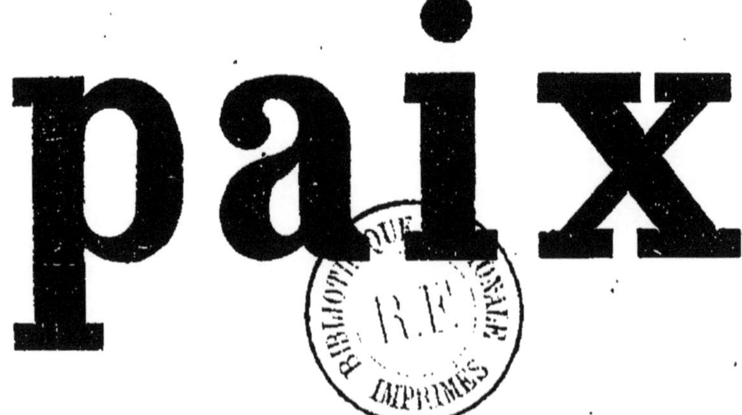

paix

TABLE DES MATIÈRES

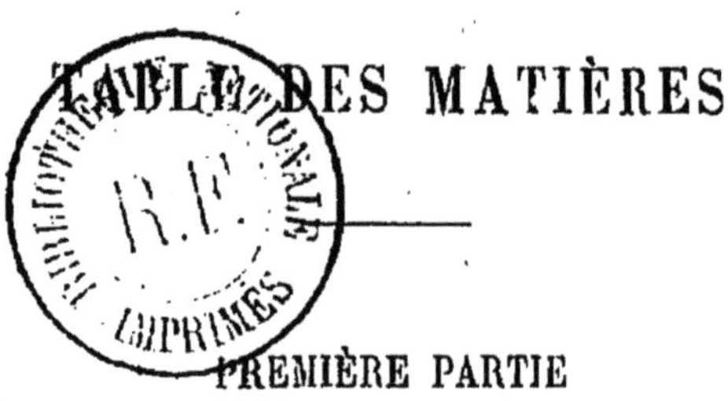

PREMIÈRE PARTIE

OPHTHALMOSCOPIE

DEUXIÈME PARTIE

EXAMEN FONCTIONNEL DE L'ŒIL

TROISIÈME PARTIE

DES AFFECTIONS PROFONDES DE L'ŒIL

9 782019 238308